周術期看護
はじめの一歩

編著
山本千恵
医学監修
山下茂樹

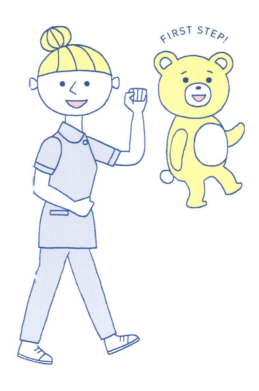

照林社

はじめに

　皆さんは、ご自身が手術を受けた経験はありますか。また、ご家族や友人など身近な方々から、手術を受けた体験を耳にしたことはありますか。そのとき、どのような気持ちだったでしょうか。

　手術は、疾患や創傷の治療のなかでも、「怖い」「緊張する」などの気持ちが湧いてくる治療法の1つです。そのようなことを念頭に置いて、私たち看護師は周術期看護を行う必要があります。手術を受けられる患者さんが、心も身体も安心して安全に手術に臨める環境を整えられるように援助し、術後できるだけ快適に過ごせるように手助けを行います。

　手術を安全に行うには、手術の高い技術だけでは十分ではありません。周到な手術の準備、術後の回復能の評価、リハビリテーション（以下、リハビリと表記）などの周術期管理が大変重要となります。そのためには、医師、看護師（外来・手術室・病棟）、薬剤師、栄養士、臨床工学技士、リハビリスタッフ、事務職員などの多職種の協働が必要です。手術決定から退院まで、安全・安楽に医療を受けていただけるように、多職種で構成されたチームで取り組みます。

　本書は、周術期看護に必要な基礎知識を手術決定から時系列で構成し、イラストや図表を用いて、初心者もスムーズに学べる内容としました。さあ、周術期看護の学習を一緒に始めましょう。

2019年10月

山本千恵

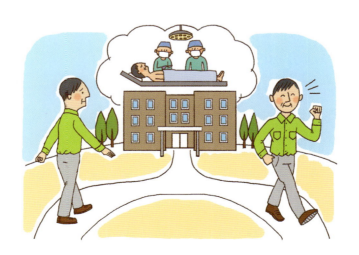

執筆者一覧

● 編集
山本千恵 　倉敷中央病院 手術センター・血管造影室 統括看護師長

● 医学監修
山下茂樹 　倉敷中央病院 麻酔科主任部長・集中医療センター長

● 執筆（執筆順）
佐野早苗 　倉敷中央病院 手術センター 手術看護認定看護師

山本千恵 　倉敷中央病院 手術センター・血管造影室 統括看護師長

西原明子 　倉敷中央病院 手術センター 手術看護認定看護師

出口サチ子 　倉敷中央病院 手術センター 看護師長

山下茂樹 　倉敷中央病院 麻酔科主任部長・集中医療センター長

有澤礼子 　倉敷中央病院 手術センター 手術薬剤室室長 薬剤師

若松佳子 　倉敷中央病院 手術センター 手術薬剤室 周術期管理チーム認定薬剤師

難波秀樹 　倉敷中央病院 臨床工学部 体外循環技術室室長 臨床工学技士

周術期看護 はじめの一歩
CONTENTS

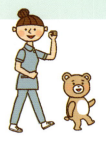

口絵
- 手術決定～術後の一般的な流れと看護 ……… 佐野早苗　vi
- 代表的な手術の種類 ……… 佐野早苗　viii
- おさえておこう！ 周術期看護のいま ……… 山本千恵　x

周術期の看護 編

1章 手術決定～術前日の看護　山本千恵
- 手術前に行うアセスメント ……… 2
- 意思決定の支援 ……… 19
- 患者オリエンテーションと指導 ……… 20
- 術前日に行うケア ……… 24

2章 術当日の看護　西原明子
- 術当日のアセスメント・ケア ……… 28
- 出棟前の準備 ……… 31
- 手術室への移送・引き継ぎ ……… 35
- 入室後の看護 ……… 37

3章 術中の看護　西原明子
- 手術室の準備 ……… 40
- 全身麻酔で行う手術の流れ ……… 48
- 器械出し看護業務 ……… 50
- 外回り看護業務 ……… 57

4章　術後の看護

佐野早苗

手術室からの引き継ぎ	98
帰室直後の患者の状態と処置（術直後〜 24 時間）	101
起こりやすい術後合併症	
① 循環器系（術後出血・循環動態変調）	107
② 呼吸器系（無気肺・肺炎・肺水腫）	112
③ 肺血栓塞栓症	115
④ せん妄	117
⑤ 悪心・嘔吐	119
⑥ イレウス	120
⑦ 高血糖	122
⑧ 腎障害	124
⑨ 褥瘡	126
⑩ 術後感染	128
術後の看護援助	
① 回復過程の理解	130
② 呼吸・循環管理	131
③ ドレーン管理	135
④ 体温管理	137
⑤ 疼痛管理	139
⑥ 創部管理	143
⑦ 栄養管理	145
⑧ 精神的援助	146
⑨ 清潔の援助：清拭・口腔ケア	147
⑩ 早期離床の促進	148
退院へ向けて行いたい準備、調整、指導	151

5章　周術期の安全管理

出口サチ子

安全に手術を行うための実践	156
急変時に備えるための取り組み	172

周術期の基礎知識 編

1章　麻酔
山下茂樹

麻酔のキホン ………………………………………………………… 176

麻酔の方法 …………………………………………………………… 186

術前評価と術後疼痛管理 …………………………………………… 190

2章　周術期に使う薬剤
有澤礼子、若松佳子

術前に注意すべき薬剤 ……………………………………………… 194

術後に使う薬剤 ……………………………………………………… 202

3章　周術期にかかわるME機器
難波秀樹

ME機器の使用目的と注意点 ……………………………………… 206

索引 …………………………………………………………………… 214

Column

周術期管理チームで行う術前外来　17／絶飲食時間が長引いたら…　29／器械出し看護師は器械を渡すだけ⁉　56／回復室への移動時はリスクを意識する　94／術後の意識障害で注意したいこと　100／周術期全体を通してみる視点をもつ　154／急変時の記録は慌てず、漏れなく、簡便に！　173／手術終了後に起こりうるアナフィラキシー　185／筋弛緩モニターを活用してリスクを防ぐ！　189／薬のエキスパート、薬剤師をもっと活用しよう！　200／休薬指導で注意したい"一包化"された内服薬　201／臨床工学技士は周術期管理の強い味方！　213

装丁：ビーワークス
本文デザイン：森田千秋（Q design）
DTP制作：明昌堂
カバー・本文イラスト：オカダケイコ

手術決定〜術後の一般的な流れと看護

（倉敷中央病院の場合）

看護1章（P1〜） 基礎知識2章（P193〜）

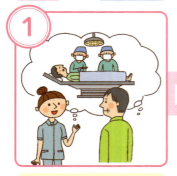

1 手術決定
- 術前検査
- 手術説明

2 周術期管理外来
- 持参薬の確認
- リスクアセスメントと患者指導
- 周術期口腔管理
- 術前オリエンテーション
- （必要時）追加検査や既往疾患のコントロール
- 退院支援スクリーニング

3 入院説明

この時点から退院へ向けたケアをスタート！

看護4章（P97〜）

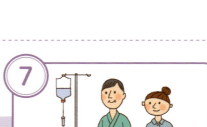

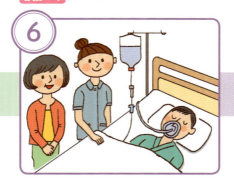

6 病棟へ帰室（床上安静）
- 酸素投与
- 頻回な観察
- 採血
- 家族説明

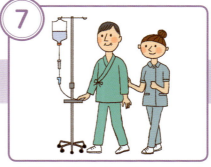

7 離床（歩行訓練）
- 水分・食事摂取開始
- 尿道留置カテーテル抜去
- 清拭
- 採血

vi

これから本書を読み進めていく前に、まずは手術を受けることになった患者に対する看護の流れをおさえておきましょう

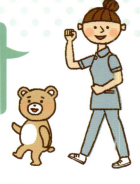

看護2章（P27〜）　　　　　　　看護3章（P39〜）　看護5章（P155〜）
　　　　　　　　　　　　　　　　基礎知識1章（P175〜）　基礎知識3章（P205〜）

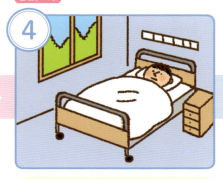

④ 入院
- 病棟オリエンテーション
- 手術前準備・必要書類の確認
- 療養上の支援
- （必要時）退院調整
- 麻酔科外来

⑤ 手術
- 手術室の準備
- 器械出し看護業務
- 外回り看護業務
- 病棟への引き継ぎ

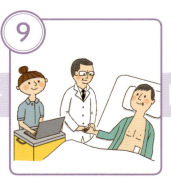

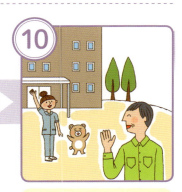

⑧ 点滴・ドレーン抜去
- シャワー浴
- 歩行距離を伸ばす
- 創傷処置

⑨ 医師の診察
- 採血
- 退院指導

⑩ 退院

（佐野早苗）

代表的な手術の種類

（倉敷中央病院の場合）

診療科	術式	鏡視下手術あり	ロボット支援手術	顕微鏡使用あり
外科	ヘルニア修復術	●		
	乳房切除術			
	乳房温存手術			
	幽門側胃切除術	●		
	胃全摘術	●		
	胆嚢摘出術	●		
	食道摘出術	●		
	小腸・結腸切除術	●		
	直腸切断術	●	●	
	直腸前方切除術	●	●	
	人工肛門造設術	●		
	肝切除術	●		
	総胆管十二指腸吻合術	●		
	膵頭十二指腸切除術	●		
	虫垂切除術	●	●	
	痔核手術			
泌尿器科	精巣摘除			
	精巣固定			
	骨盤臓器脱メッシュ (TVM)			
	経尿道的 (TUR) 手術	●		
	経尿道的尿管砕石術 (TUL)	●		
	経尿道的前立腺レーザー核出術 (HoLEP)	●		
	前立腺全摘術	●	●	
	経皮的腎結石破砕術 (PNL)	●		
	精巣内精子採取術 (TESE)			●

診療科	術式	鏡視下手術あり	ロボット支援手術	顕微鏡使用あり
泌尿器科	腎部分切除・腎摘出術	●	●	
	腎尿管全摘術	●		
	副腎摘出術	●		
	膀胱全摘（尿路変更含む）	●	●	
	腎瘻造設			
	尿管ステント留置	●		
心臓血管外科	内シャント・経皮〔経管〕的血管形成 (PTA)			
	末梢血管バイパス術			
	ステントグラフト内挿術			
	腹部大動脈人工血管置換術			
	冠動脈バイパス手術	●		
	弁置換・形成手術 (MICS・TAVI 含む)	●		
	胸部大動脈人工血管置換術 （上行・下行）			
産科・婦人科	帝王切開			
	卵巣腫瘍摘出術	●		
	子宮摘出術	●	●	
	腟式小手術 (子宮鏡検査・円錐切除・子宮内容除去術)	●		
	頸管縫縮術			
	筋腫核出術	●		
	マイクロ波子宮内膜アブレーション (MEA)			
	広汎子宮全摘出術	●	●	
	骨盤内リンパ節郭清術			
	不妊症手術 (FTカテーテル)	●		
呼吸器外科	胸腔鏡下肺部分切除手術	●		
	肺切除術	●	●	

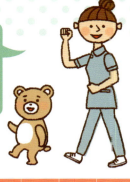

手術にはたくさんの種類があります。代表的な手術の分類がひと目でわかる一覧表で、おおまかに把握しておきましょう

診療科	術式	鏡視下手術あり	ロボット支援手術	顕微鏡使用あり
呼吸器外科	気管支形成術	●		
	気管支鏡レーザー	●		
	ステント留置	●		
	肺全摘手術	●		
	胸壁腫瘍手術	●		
	縦隔腫瘍摘出術	●	●	
脳神経外科	穿頭(内視鏡付も含む)	●		
	脳室腹腔短絡術(V-Pシャント)	●		
	脳腫瘍摘出術			●
	脳動脈瘤ネッククリッピング術			●
	開頭血腫除去(外減圧手術含む)			●
	ステント留置(ハイブリット)			
	浅側頭動脈(STA)-中大脳動脈(MCA)吻合術			●
	内頸動脈内膜剥離			●
	経蝶形骨洞手術(ハーディ法)	●		●
整形外科	脊柱管開窓術・ヘルニア摘出術			●
	椎弓形成			●
	脊椎後方固定(頸椎・胸椎・腰椎)			●
	脊椎前方固定(頸椎・胸椎・腰椎)			●
	ばね指・手根管開放			
	腱縫合・腱移行術			
	関節鏡手術(膝・肩)	●		
	骨接合(上肢・下肢・鎖骨)(プレート/裸子/髄内釘)			
	抜釘			

診療科	術式	鏡視下手術あり	ロボット支援手術	顕微鏡使用あり
整形外科	創外固定			
	靭帯再建手術	●		
	肩板・肩峰形成	●		
	人工膝関節置換手術(TKA)			
	人工股関節置換手術(THA)			
	再接着			●
耳鼻咽喉・頭頸部外科	気管切開			
	甲状腺・顎下腺・下腺摘出術			
	扁桃腺摘出術			
	甲状軟骨形成			
	内視鏡的副鼻腔手術(ESS)・鼻外副鼻腔手術	●		
	鼓室形成術			●
	チュービング			●
	ラリンゴマイクロサージェリー			●
	喉頭全摘			
	口腔底手術・皮弁再建(形成外科合同)			●
	舌部分切除術			
形成外科	下肢静脈瘤手術			
	四肢切断手術			
	瘢痕形成			
	顔面骨折手術(観血的・非観血的)			
	唇裂・顎裂手術			
	遊離植皮術			
	多指症手術			
	熱傷			

倉敷中央病院:手術センター看護師習熟度確認表. より引用

(佐野早苗)

おさえておこう！ 周術期看護のいま

周術期看護を取り巻く状況は変化している！

　日本において、少子・超高齢化は進み、それに比例して認知症や複合的な疾患をもつ患者は増加の一途をたどっています。一方、手術医療では、医療技術の進歩とロボット支援手術など手術器機・資材の開発により、低侵襲手術が進化し、従来なら手術は望めなかったハイリスク因子を抱えた患者であっても、治療法として手術を選択できるようになりました。

　また、入院期間の短縮や療養生活において患者を支える背景が変化してきたことで、サポートシステムに課題を抱える患者が増えています。私たち医療者は、**手術決定時から周到に支援を行う**ことが求められています。

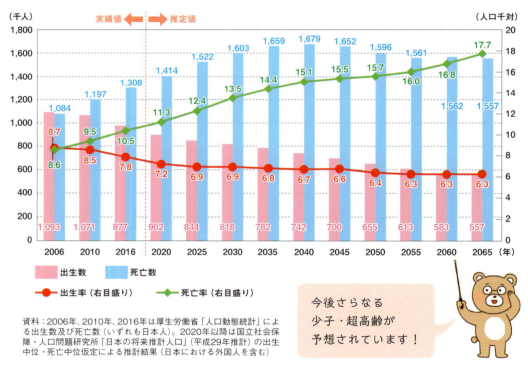

資料：2006年、2010年、2016年は厚生労働省「人口動態統計」による出生数及び死亡数（いずれも日本人）。2020年以降は国立社会保障・人口問題研究所「日本の将来推計人口」（平成29年推計）の出生中位・死亡中位仮定による推計結果（日本における外国人を含む）

内閣府：平成29年度 高齢化の状況及び高齢社会対策の実施状況．平成30年版高齢社会白書（全体版），2018．
https://www8.cao.go.jp/kourei/whitepaper/w-2018/html/zenbun/index.html（2019.9.10.アクセス）より引用

今後さらなる
少子・超高齢が
予想されています！

ここでチェック！

高齢化の進行具合を表す用語として、「高齢化社会」とは65歳以上の人口が全人口の7％を超えたときに使います。さらに、14％を超えると「高齢社会」、21％を超えると「超高齢社会」といいます。

周術期看護って、このような看護！

　手術を受ける患者の看護において「周術期」とは、患者の手術が決定したときから、手術後、通常の日常生活が送れるようになるまでを想定しています[1]。

　本書では、この過程のなかの手術決定から入院、手術、回復までの術前・術中・術後の一連の期間を切れ間なく、患者が安全かつ円滑に手術を受けることができるよう、専門知識や技術で裏づけされた看護実践を提供することを「**周術期看護**」として定義します。

周術期看護のキーワードをおさえよう！

　周術期看護のキーワードとしておさえておきたいのは、以下の3つです。
　これらのキーワードに注目して読み進めましょう。

（山本千恵）

キーワード①　多職種でのチーム医療

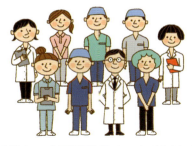

手術チームや周術期管理チームと呼称されます。それぞれの職種の専門性を熟知し、協働することで、患者が安全に安楽に安心して、手術を受けられるよう支援します。

キーワード②　切れ間のない看護

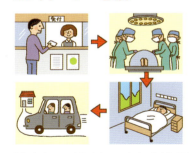

手術決定から手術を経て、患者が手術侵襲から早期回復するよう、外来・病棟・手術室と連携し、退院後の地域へつなぐことです。

キーワード③　意思決定の支援

患者への情報提供を行い、最善の選択ができるようにサポートすることです。

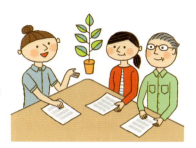

文献

1) 日本麻酔科学会・周術期管理チーム委員会編：手術前の看護．周術期管理チームテキスト第3版 2016, 日本麻酔科学会, 兵庫, 2016：88.

- 本書で紹介しているアセスメント法、治療とケアの実際は、各執筆者が臨床例をもとに展開しています。実践によって得られた方法を普遍化すべく万全を尽くしておりますが、万一、本書の記載内容によって不測の事故等が起こった場合、著者、編者、医学監修者、出版社は、その責を負いかねますことをご了承ください。
- 本書で紹介した薬剤・機器等の選択・使用法および外観などについては、出版時最新のものです。薬剤や機器等の使用にあたっては、個々の添付文書や取扱説明書、学会ガイドラインなどを参照し、安全に治療・ケアを実施できるようご配慮ください。
- 本書に掲載した写真は、著者の提供によるものであり、臨床例のなかからご家族・患者ご本人の同意を得て使用しています。また、患者写真はモデルによるものです。

周術期の看護 編

1章

手術決定 〜術前日 の看護

- 手術前に行うアセスメント
- 意思決定の支援
- 患者オリエンテーションと指導
- 術前日に行うケア

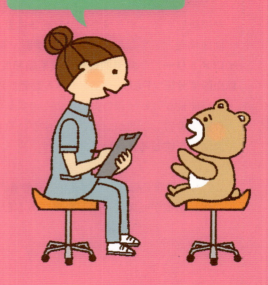

手術に向けて準備しよう！

手術前に行うアセスメント

手術前に行うアセスメント

手術に向けて準備しよう！

コレだけおさえよう！

- 多職種で情報共有することは、チーム医療の要である。
- 周術期の患者の安全を第一に考える。
- 切れ間のない看護を実現する「SBAR」▶P18 で引き継ぎを行う。

手術決定後に行う検査

手術や麻酔は、患者への侵襲が大きな治療法です。手術を安全に施行するために、十分な準備が必要となります。

「周術期管理チームテキスト第3版」[1]には、「術前検査の目的は患者が有する疾患の重症度を評価することにより術中・術後のトラブルを予防し、周術期管理対策を立案すること」と述べられています。

ここでは、手術前に必要な検査とその理由を挙げます。

1 血液・尿検査

術前検査で採血や採尿を行い、これらの検体を測定する検査です。血液学的検査、生化学検査、出血凝固検査、尿検査があります。検査結果は、術前評価を行うデータとなります。

2 呼吸機能検査

呼吸機能を評価する検査には、**画像検査**と**生理機能検査**があります。

画像検査としては**胸部単純X線撮影、胸部CT撮影**、生理機能検査には**肺機能検査（スパイロメトリー）**や**経皮的動脈血酸素飽和度（SpO_2）測定、動脈血酸素飽和度（SaO_2）**や**動脈血酸素分圧（PaO_2）**などをみる**動脈血液ガス分析**があります。

肺機能検査の結果報告書には、その数値に応じて「拘束性換気障害」「閉塞性換気障害」「混合性換気障害」などが記載されますが、重要なのは、**日常生活において、どの程度の動作負荷で息切れを感じるか**ということです▶P10 。また**呼吸器疾患の既往歴**や**喫煙歴**を知ることも重要です。

これらの情報を総合的に判断し、麻酔科医がリスクの術前評価を行い、麻酔計画を立案します▶P190 。治療が必要な呼吸器疾患があるときには、呼吸器内科の診察を受けてもらいます。

▼ 血液検査

	検査項目	検査の目的
血液型検査	ABO型、Rh型	周術期の輸血に備える
感染症検査	HBV、HCV、HIV、梅毒など	感染症による術後合併症、医療者への感染リスクに備える
一般血液検査	Hb、Ht、RBC、WBC、CRP	貧血、骨髄機能、免疫力をみる
止血・凝固検査	PLT、PT、APTT、FDP 出血時間	出血傾向、止血状態を把握する
肝・胆道系検査	血清アルブミン、血清総タンパク、AST、ALT、γGTP、総ビリルビン、直接ビリルビン、間接ビリルビン、ChE	肝機能の状態、血液凝固能障害の有無、栄養状態をみる
腎臓系検査	BUN、Cr、eGFR、電解質	腎機能状態、体内水分貯留、電解質バランスをみる
代謝・内分泌系検査	空腹時血糖、HbA1c	糖尿病の有無、創傷治癒の回復力をみる
その他	Dダイマー	深部静脈血栓症や肺血栓塞栓症のリスクをみる

▼ 肺機能検査

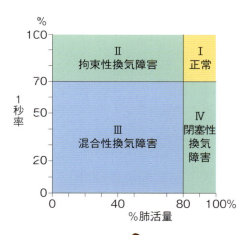

- 拘束性換気障害：％肺活量が80％以下
- 閉塞性換気障害：1秒率が70％以下
- 混合性換気障害：どちらも低下した状態

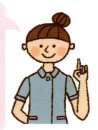

1秒率が低い＝息を速く吐くことが難しいので、喀痰を行うのに十分な呼気速度が得られず、喀痰が貯留しやすくなり、**呼吸器合併症を招きやすいです**

> **アドバイス**
> 検査結果だけでなく、**日常生活のなかでどの程度の動作負荷で息切れを感じるか**を知ることが大切です。

3 循環器機能検査

脈拍・血圧測定、12誘導心電図が循環器機能を評価する検査です。循環器疾患の既往症や、動悸、胸部症状などの自覚症状がある場合には、**心臓超音波検査（心エコー検査）**を行います。また、**深部静脈血栓症（DVT）**や**肺血栓塞栓症（PTE）**のリスクを調べる目的で**Dダイマー検査**を行います。

手術前に行うアセスメント

　検査結果によっては、追加検査や精査が必要になることもあります。また、事前に他科受診を行い、加療が必要になる場合もあります。例えば、12誘導心電図で異常がみつかれば、心エコー検査を追加で行い、循環器内科を受診します。

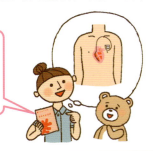

ここでチェック！

ペースメーカーや**植込み型除細動器（ICD）**がある場合は、ペースメーカー手帳を持参するよう説明しましょう。事前に循環器内科の受診が必要です。

ペースメーカー手帳の内容
- 患者本人の情報
- 医療施設の情報
- 医療機器の情報
- 定期検査の情報

Word
- **DVT**：deep vein thrombosis、深部静脈血栓症
- **PTE**：pulmonary thromboembolism、肺血栓塞栓症
- **ICD**：implantable cardioverter defibrillators、植込み型除細動器

4 その他

　血糖値が高い場合は、HbA1cの測定や糖尿病内科の受診、肺機能検査で異常値が出た場合は、呼吸器内科の受診が必要になります ▶P190。

検査以外のアセスメント

　検査結果のほか、手術を予定している患者の周術期全般にわたるリスク状況を評価しましょう。身体面、精神面、社会面に関するアセスメントを行います。療養生活に関する項目として、**関節可動域（ROM）**と**手段的日常生活動作（IADL）**について問診や身体診査によって情報収集します。

　問診を行う前に、手術に関する質問事項を書き込める**手術前質問票**を患者に記入してもらいます。その情報をもとに、コミュニケーション方法、転倒・転落リスク、治療継続に対するアドヒアランス、嗜好品の摂取状況を問診します。

Word

ROM：range of motion、関節可動域

IADL：instrumental activities of daily living、手段的日常生活動作。日常生活を送るうえで必要な動作のうち、ADLより複雑で高次な動作。買い物、洗濯、掃除などの家事全般、金銭管理、服薬管理、交通機関の利用、電話の応対などが含まれる

▼ 手術前質問票（倉敷中央病院）

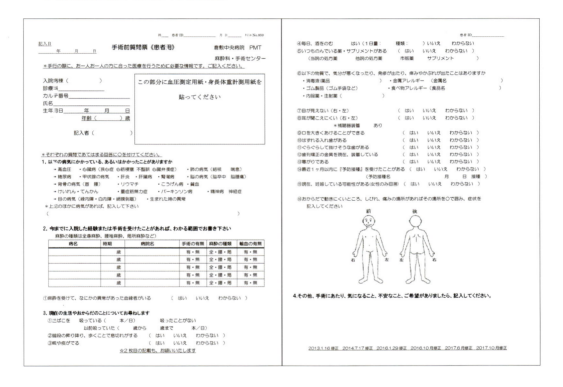

1 コミュニケーション方法をアセスメントする

　最初に、コミュニケーション方法について確認します。会話は「聞こえているか」「理解できているか」について、同席している家族からの情報収集もあわせて確認していきます。

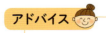

感覚器官に異常や衰えがあることで、コミュニケーションに支障をきたす場合があります。そのため、看護師はこのような視点からもアセスメントを行います。

1. 聞こえと見えかたの程度

　難聴の程度や左右差、**補聴器**の使用の有無について確認します。高音域が聞こえにくい場合

手術前に行うアセスメント

もあるため、声のトーンに配慮するなどていねいに確認を行います。

手術に出棟する前に、原則として補聴器を外します。そのため、補聴器を装着中の患者には、外したときの聞こえの程度と伝達の方法（聞こえる側から大きな声ではっきりと伝えることで聞こえるのか、もしもしフォンの使用で聞こえるのか、筆談でコミュニケーションするのか）を確認します。筆談に際しては、電子メモパッドを使用すると簡便に筆談できます。

また、患者の**見えかた**も確認します。日常生活に支障があるか、歩行時に眼鏡が必要かどうかといった点を、空間認識も含めて確認します。

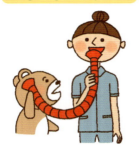
もしもしフォン

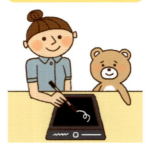
電子メモパッド

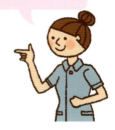
補聴器装用の患者には、器具の使用も確認しましょう

▼ 聞こえのアセスメントテンプレート（一例）

> **右耳難聴あり、補聴器（右）装用**
> 1. 手術室には補聴器をつけて入室が必要
> 2. 手術室には補聴器を外して入室が可能
> 3. 大きめの声でコミュニケーション可
> 4. （　）側からの声かけが必要

2. 認知状況、理解力

患者の理解力について確認します。これは、既往症から脳血管障害や神経障害、精神疾患の影響などにより理解力が低下している場合があります。また、認知症の診断の有無、物忘れの程度についても確認します。

患者や家族には、処置や看護行為を行う前には、その都度、患者の理解度を確認しながら説明を行うので、心配ないことを伝えます。

> **アドバイス**
> 必要に応じて、患者への病状や治療についての説明時には、家族（キーパーソン）の同席が必要であることを記録に残し、**他職種と共有**します。

母国語が日本語でない患者の場合は、理解力と伝達力を確認します。必要な場合は、外国語のオリエンテーション用紙や通訳アプリ、通訳ができる人材の手配を行います。

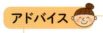

> **アドバイス**
> 言語による理解不足から不安が増大しないよう、事前にコミュニケーションのツールを準備して患者に説明しておきましょう。

3. 問診のコツ

患者には、はじめに「なぜ尋ねるのか」を説明します。手術に際して意思疎通を行い、安全に安心して手術を受けていただく目的で、コミュニケーション方法について教えてほしいことを伝えます。

▼ 問診時に確認すること

- いつから
- どこが
- どのような症状
- どの程度
- どんなときに
- どのくらい続く
- そのほかの症状

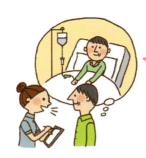

問診時は、率直に質問しましょう

2 療養生活のサポート状況（入退院支援）をアセスメントする

患者の**キーパーソン**について確認します。手術の際、来院して説明を聞く家族を確認します。また、独居である場合は、サポートを頼める親族について尋ねます。現在では、家族形態や価値観はさまざまとなり、地域社会の関係性も、以前と比較すると希薄な傾向にあります。退院後の療養生活を支える柱となる**サポートネットワークを手術決定時から構築**することが、退院に向けて重要となります。

また、要介護認定を受けている場合は、担当ケアマネージャーや利用している介護サービス、福祉サービスについて具体的に確認します。これらをもとに患者の手術後のサポートネットワークを構築します。厚生労働省も、入院前から退院後までの一貫した地域包括ケアモデルを推奨しています。なかでも、入院前のアセスメントに重点を置くことで、予定通りの治療（手術）を行い、地域に帰ることを目指しています。このような流れから、2018年より入院時支援加算が新たに算定されるようになりました。

手術前に行うアセスメント

▼ 入院前からの支援の機能強化（イメージ）

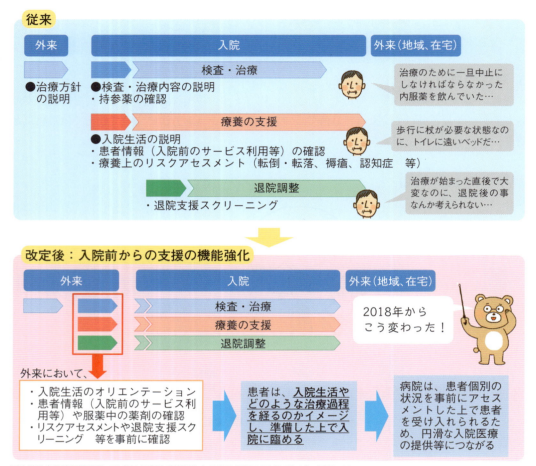

厚生労働省保険局医療課：平成30年度診療報酬改定の概要 医科Ⅰ平成30年3月5日版：63.
https://www.mhlw.go.jp/file/06-Seisakujouhou-12400000-Hokenkyoku/0000198532.pdf（2019.9.10.アクセス）より引用

3 現病歴・既往症・手術歴をアセスメントする

1. 現病歴

今回、手術予定となった**疾患の経過**について確認します。外来初診時の記録から情報を得たうえで、不足情報があれば確認し、カルテ記録を行います。患者には疾患や手術の**受け止め状況**についても確認します。予定術式と手術予定日もあわせて確認しましょう。

2. 既往症

既往症とその治療歴、服薬状況について確認します。既往症に対して処方された薬剤（内服薬・外用薬）の手術への影響を考慮し、休止すべきかどうか医師が指示を出します ▶P194 。

3. 手術歴

患者が今までに受けた手術について、手術を受けた年齢、疾患名（術式）、麻酔の種類、医療施設について問診します。手術の際に輸血を受けたか否か、手術や麻酔の際に何か異常があったか否かについても確認します。

また、悪性高熱症 ▶P87 の家族歴についても確認します。

現病歴や既往症を問診した際に、治療の継続状況から患者の**アドヒアランス**を評価します。このアセスメントをもとに、入院後の服薬状況の確認や、退院に向けての指導時に家族（キーパーソン）の同席が必要かどうかなどを検討します。

また、術前検査結果とあわせて、既往症の加療状況を考慮して、必要であれば手術前に追加検査や他科受診を行います。

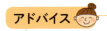

> これから治療を行う際に必要な情報となるので、治療を自己判断で中断する傾向にある場合、実際に中断したエピソードを簡潔にカルテ記載しておきましょう。

> **アドヒアランス**：患者が積極的に治療方針の決定に参加し、その決定に従って治療を受けること[2]

4 アレルギーについてアセスメントする

患者の**アレルギー歴**について確認します。**食物**や**薬剤**、**金属**、**ゴム製品**など、特定のものとの接触や摂取で、蕁麻疹やアナフィラキシー症状の既往があるか否かを問診します。問診結果に従い、アレルゲンとなる物質が含まれているものを手術時に使用するすべての機材から除去します。

バナナ、アボカド、キウイ、クリなどの摂取で、蕁麻疹が出現した既往がある場合には、**ラテックスフルーツ症候群**といわれ、**ラテックスフリー**の扱いとなります。また、主に手術に携わる医師や看護師、歯科医療者などの医療従事者、生ゴムを扱う仕事に従事する者などもラテックスアレルギー ▶P167 のリスクがあり、アトピー性皮膚炎や多種類のアレルギー保持者とともにラテックスフリーの対象となります。機器類や手袋など手術に使用するすべての機材からラテックス製品を外します。

テープ貼付によるアレルギーや**接触性皮膚炎**の有無についても問診します。まれなアレルギーですが、当院ではポリウレタンアレルギーを有している患者に対応したことがあります。

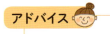

> アレルギーに関する情報は、周術期に携わる**多職種で情報共有**します。

手術前に行うアセスメント

> **Word**
>
> **ラテックスフルーツ症候群**：latex-fruit syndrome、ラテックスアレルギーの患者の30〜50％が、種々の新鮮な果物やその加工品を摂取した際に、口腔アレルギー症状、喘鳴、蕁麻疹やアナフィラキシーなどの即時型アレルギー反応を起こす場合がある[3]

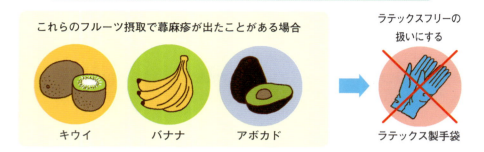

5 呼吸をアセスメントする

1. 呼吸器の既往症・症状

呼吸器疾患の既往症や、肺機能検査 ▶P3 において閉塞性換気障害や拘束性換気障害、混合性換気障害と評価されているかを確認します。

また、咳嗽や喀痰などの呼吸器症状と、動作による息切れなどの症状も確認します。その際に **MRC息切れスケール** などを統一して使うと、客観的に評価をすることができます。

▼ 当院で使用しているMRC息切れスケール（一例）

	MRC息切れスケール
Grade0	激しい運動のときだけ息切れを感じる
Grade1	平地を急ぎ足で移動する、または緩やかな坂を歩いて登るときに息切れを感じる
Grade2	平地歩行でも同年齢の人より歩くのが遅い、または自分のペースで平地歩行していても息継ぎのため休む
Grade3	100m歩行したあと息継ぎのため休む、または2〜3分平地歩行したあと息継ぎのため休む
Grade4	息切れがひどくて外出ができない、または衣服の着脱でも息切れがする

2. フィジカルアセスメント

呼吸音の聴取、胸郭運動の観察を行います。呼吸音は正常呼吸音と副雑音の聞き分けを行います。努力様呼吸をしているか否かも観察します。

3. 肥満、喫煙歴

手術後の呼吸器合併症の要因となる、肥満、喫煙歴の確認を行います。

BMI：25以上（肥満度Ⅰ）の患者には、いびきや睡眠時無呼吸症候群の徴候の有無を確認

します。肥満は、胸壁への脂肪の付着や腹部の圧迫による胸腔内圧の上昇、**胸郭コンプライアンス**の低下を招きます。

喫煙歴については、1日の喫煙本数、喫煙期間、現在も喫煙継続中か否かを確認します。喫煙に伴って気道粘膜の線毛運動の低下、末梢気道の機能低下、気道内分泌物の増加が引き起こされるので、禁煙を指導します。

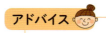
患者と相談して、禁煙外来の活用を推奨するとよいでしょう。

4. 挿管困難のアセスメント

問診で、頸椎症や頸部の手術歴がある場合は、チェックします。頸部後屈に制限がある場合には、後屈可能な角度や、疼痛、上肢のしびれなどもあわせて観察します。

全身麻酔歴のある患者には、気管挿管やマスク換気の困難度についても、わかる範囲で確認します。短頸や小顎、Mallampati（マランパチ）分類についても、あわせて観察します ▶P67。

5. 口腔内の状態

手術後の呼吸器合併症の予防目的で、口腔内を観察し、歯垢（プラーク）や口腔内の汚染が著しい患者は歯科へ紹介します。同時に口内炎、口腔内の傷があるか否かも観察します。動揺歯がある場合にも、歯科を受診してマウスピース（プロテクター）作成の必要性を判断してもらいます。口腔ケアの実施は、血流感染のリスクを低減することにもつながります。

6. 呼吸リハビリ

入院前からの理学療法士による呼吸リハビリの介入は、呼吸機能の維持や向上を図り、手術後の呼吸器合併症に対する発症リスクの低減につながります。

MRC息切れスケール：Medical Research Council dyspnea scale、5段階で呼吸困難の重症度を評価するスケール
胸郭コンプライアンス：肺や胸郭の膨らみやすさ（伸展性）を表すもので、数値が小さいほど硬い（＝コンプライアンスが低い）と判断される

6 循環をアセスメントする

1. 循環器の既往症・症状

心疾患の既往や心電図、心エコー検査（心臓超音波検査）の結果は、事前に確認します。最近（少なくとも1か月以内）の動悸や胸部絞扼感などの胸部症状の経験を問診します。

胸部症状や循環器疾患の既往がある患者には、**NYHA**による心機能分類（**NYHA分類**）を用いて確認します。

心電図異常や胸部症状がある場合は、精密検査や循環器内科の受診が必要となります。心電

手術前に行うアセスメント

図、心臓超音波検査などの結果や、ここ1か月以内での動悸・胸内苦悶などの自覚症状を問診し、周術期循環動態リスクのアセスメントを行い、手術搬送は心負荷がかからないようにストレッチャーか車椅子で行います。

> **Word**
> NYHA：New York Heart Association、ニューヨーク心臓協会

▼ NYHAによる心機能分類

● 心不全の重症度を自覚症状からⅠ～Ⅳ度に分類したもの

Ⅰ度	心疾患はあるが身体活動に制限はない 日常的な身体活動では著しい疲労、動悸、呼吸困難あるいは狭心痛を生じない
Ⅱ度	軽度の身体活動の制限がある。安静時には無症状 日常的な身体活動で疲労、動悸、呼吸困難あるいは狭心痛を生じる
Ⅲ度	高度な身体活動の制限がある。安静時には無症状 日常的な身体活動以下の労作で疲労、動悸、呼吸困難あるいは狭心痛を生じる
Ⅳ度	心疾患のため、いかなる身体活動も制限される 心不全症状や狭心痛が安静時にも存在する。わずかな労作でこれらの症状は増悪する
(付)	Ⅱs度：身体活動に軽度制限のある場合 Ⅱm度：身体活動に中等度制限のある場合

2. ペースメーカー・ICD

ペースメーカーやICDが挿入されている患者は、入院時に**ペースメーカー手帳**を持参してもらうよう指導します。手術前後でペースメーカーの設定（モード）を変更することが必要なので、あらかじめ循環器内科医師に連絡します。

3. 人工透析

人工透析を行っている場合は、シャント音やスリルなど、**内シャント部位**を観察します。また、手術中は定期的にシャント部位を観察します。

> **ここに注意！**
> 内シャント部位を保護する目的で、血圧や採血・血管確保は原則として健側で行います。

4. 血栓症

Dダイマーが高値の場合、外科や整形外科の手術後に発症しやすいとされるDVTやPTEのリスクがあると評価します。**下肢の浮腫や色調、冷感、足背動脈の触知**など観察を行います。既往症に糖尿病がある患者にも、同様に下肢の観察を行います。

7 身体損傷・日常生活動作をアセスメントする

1. 疼痛

痛みのある部位と程度について問診や観察を行います。多職種で共有するために、疼痛スケールを活用します。疼痛スケールで活用されるのが、**VAS、NRS、FRS**などです。疼痛スケールは、患者の理解度や状況にあわせて使用するとよいです。

また、手術後も同様のスケールを用いて痛みを確認することを説明しておきます。

> **Word**
> **VAS**：visual analogue scale、視覚的アナログスケール
> **NRS**：numerical rating scale、数値評価スケール
> **FRS**：face rating scale、表情尺度スケール

▼ 疼痛スケール

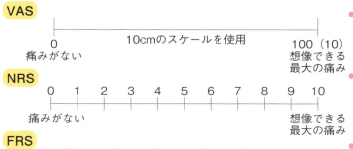

- 長さ10cmの黒い線（左端：痛みなし、右端：想像できる最大の痛み）を患者に見せて、現在の痛みがどの程度かを指し示してもらう視覚的なスケール
- 0：痛みなし、10：想像できる最大の痛みとして、0～10までの11段階に分けて、現在の痛みがどの程度かを指し示す段階的スケール
- 患者の表情によって、痛みの強さを判定する方法。主に、高齢者や小児において、NRSやVASの方法で答えることが困難な場合に使われる

▼ 疼痛を確認する指標のパンフレット（倉敷中央病院）

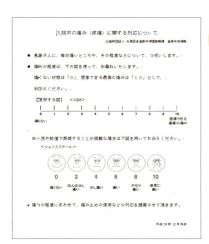

> **アドバイス**
> 痛みのアセスメントでは、部位と程度のほかに、「痛みの発症はいつからか」「どのくらい続くのか」「どのような痛みか」を患者に表現してもらいます。例えば、ズキズキ（拍動痛）、キーンと痛みが走る（電撃痛）、刃物で刺すような（穿刺痛）、鈍痛などです。パンフレットなどを用いて確認するとよいでしょう。

手術前に行うアセスメント

2. 日常生活動作

　患者の **ROM** とあわせて、**日常生活動作（ADL）** を確認します。普段どのような生活をしているのか、自立度を問診します。障害高齢者の日常生活自立度（寝たきり度）など、患者・家族と一緒に評価できるスケールを用いるとよいでしょう。

　さらに、高齢者で注意を要する**フレイル**や**サルコペニア**についてアセスメントします。また、**転倒歴**（過去1か月以内）や**躓き**についても問診し、転倒・転落についてアセスメントします。

　これらと心肺機能をあわせて検討し、手術室の入室方法を決めます。歩行入室か、車椅子、またはストレッチャーでの搬送なのかを共有できるようにカルテに記載しておきます。

▼ 障害高齢者の日常生活自立度（寝たきり度）

障害高齢者の日常生活自立度（寝たきり度）判定基準		
生活自立 ＊全く障害等を有しないものについては、自立とする	ランクJ	何らかの障害等を有するが、日常生活はほぼ自立しており独力で外出する 1. 交通機関を利用して外出する 2. 隣近所なら外出する
準寝たきり	ランクA	屋内での生活はおおむね自立しているが、介助なしには外出しない 1. 介助により外出し、日中はほとんどベッドから離れて生活する 2. 外出の頻度が少なく、日中も寝たり起きたりの生活をしている
寝たきり	ランクB	屋内での生活は何らかの介助を要し、日中もベッド上での生活が主体であるが、座位を保つ 1. 車椅子に移乗し、食事、排泄はベッドから離れて行う 2. 介助により車椅子に移乗する
	ランクC	1日中ベッド上で過ごし、排泄、食事、着替において介助を要する 1. 自力で寝返りをうつ 2. 自力では寝返りもうたない

「障害老人の日常生活自立度（寝たきり度）判定基準」の活用について」（平成3年11月18日厚生省大臣官房老人保健福祉部長通知老健第102-2号．https://www.mhlw.go.jp/file/06-Seisakujouhou-12300000-Roukenkyoku/0000077382.pdf（2019.9.10.アクセス）より引用

▼ フレイルの基準

- さまざまな基準があるが、日本ではFriedらが提唱したものを採用することが多い
- 体重減少や筋力低下などの身体的な変化だけでなく、気力の低下などの精神的な変化や社会的な変化も含まれる

1. 体重減少：意図しない年間4.5kgまたは5％以上の体重減少
2. 疲れやすい：何をするのも面倒だと週に3〜4日以上感じる
3. 歩行速度の低下
4. 握力の低下
5. 身体活動量の低下

3項目以上該当 → **フレイル**

1〜2項目該当 → **プレフレイル（フレイルの前段階）**

Fried LP, Tangen CM, Walston J, et al. Frailty in older adults: evidence for a phenotype. *J Gerontol A Biol Sci Med Sci* 2001；56：M146-156. 荒井秀典：フレイルの意義.日老医誌 2014；51：497-501.より引用

フレイル：加齢とともに心身の活力が低下し、複数の慢性疾患の併存などの影響もあり、生活機能が障害され、心身の脆弱性が出現した状態であるが、一方で適切な介入・支援により、生活機能の維持向上が可能な状態。身体的問題のみならず、精神・心理的問題、社会的問題が含まれる多面的な概念。術前のフレイル状態は、術後合併症とも深いかかわりがあるといわれている

フレイル
サイクル[4)5)]

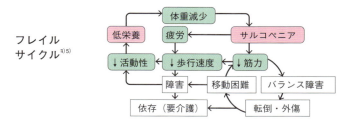

ここでチェック！

フレイルとは、海外の老年医学の分野で使用されている「Frailty（フレイルティ）」に由来しています。「Frailty」を日本語に訳すと「虚弱」や「老衰」、「脆弱」などになります。高齢者において起こりやすい「Frailty」に対し、正しく介入すれば戻るという意味があることを強調したかったため、多くの議論の末、日本老年医学会は2014年5月に日本でも「フレイル」と英語と共通した表記にすることを提唱しました[6)]。

ちなみに、サルコペニアとは、加齢や疾患により筋肉量が減少することで、全身の筋力低下および身体機能の低下が起こることを指します。サルコペニアという用語は、ギリシャ語で筋肉を表す「sarco（サルコ）」と喪失を表す「penia（ペニア）」をあわせた言葉です[7)]。

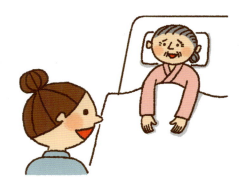

手術前に行うアセスメント

3. 身体損傷リスク

　皮膚の乾燥や**浮腫**、**脆弱性**について観察します。現存する**褥瘡・傷**、過去の**瘢痕形成**、**骨突出**があるかを確認します。今回の手術の体位や時間を考慮して、身体損傷リスクの評価を行い、手術中の看護計画を立案し、患者・家族に説明します。

　例えば、患者がロボット支援手術（da Vinci）で前立腺全摘術を予定している場合、頭低位20°の砕石位で手術を行います。その際に後頭部〜仙骨部、肩甲骨の骨突出や皮膚の状態にあわせて保護ドレッシング材の貼付や保護枕、マットレスの準備を行います ▶P76 。また、手術中に除圧部の定期的な観察を行う計画を立案します ▶P87 。

　手術では、滅菌保持のために包被する滅菌ドレープやテープ類を貼付しますので、皮膚の脆弱性にあわせて、手術前に皮膚保護剤／材を使用します。滅菌ドレープやテープ類を剥がす際には、リムーバーを使用するよう、アセスメントと看護計画を多職種間で共有します。

　身体損傷リスクで術前からの介入が必要な場合は、創傷・オストミー・失禁のケアを専門とする皮膚・排泄ケア認定看護師（WOCナース）と連携し、予防的ケアの実施を計画します。例えば、現存する表皮剥離などの創の治療や保護、乾燥に対する保湿剤を用いた保湿、円背や骨突出のある患者に対して入院ベッドやエアマットレスの選定 ▶P127 などを行います。

4. 栄養について

　低栄養状態や**高度肥満**、**誤嚥リスク**のある場合、栄養士による栄養相談を受けるよう紹介します。低栄養状態はAlb3.5g/dL未満、高度肥満はBMI：30以上（肥満度Ⅱ以上）の患者です。嚥下障害のある患者は、飲食時のむせや誤嚥歴を問診で確認し、栄養相談を紹介します。

　また、手術前の食事摂取に不安や疑問がある場合も、同様に栄養相談の受診を勧めます。

8 心理面・その他をアセスメント

　入院経験がある患者には、入院時に**せん妄**を起こした既往歴を確認します。せん妄リスク因子である認知症、脳疾患（脳卒中、パーキンソン病など）、感覚障害（視覚または聴覚障害など）、アルコール依存症、高齢（80歳以上）、複数の併存疾患、精神疾患や抗精神病薬の服用などについてアセスメントを行います。

　患者の宗教や信条について、手術に影響する場合には、情報を多職種で共有します。場合によっては同意書などが必要になることがあります。

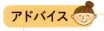

> **アドバイス**
> 前立腺肥大症がある場合には、尿道留置カテーテル挿入時に注意が必要であることをアセスメントします。

Column

周術期管理チームで行う術前外来

術前外来では、手術室看護師が専門的な視点で患者のリスク評価（医師の業務の補完）と患者指導を行います。結果、予定通りに手術が実施でき、麻酔導入時・手術中・術後の侵襲を最小限にできます。術前外来の対象として、麻酔（全身麻酔、脊髄くも膜下麻酔）において手術を受ける患者に、各施設にあった方法で実践します。

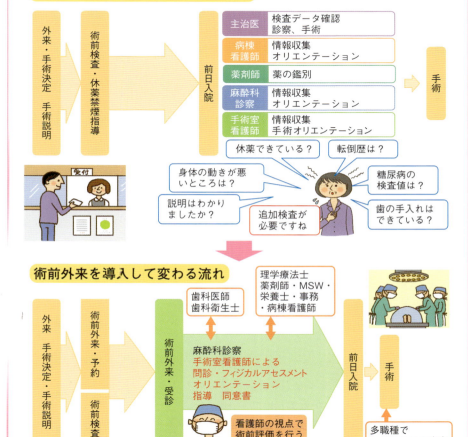

（日本手術看護学会術前外来プロジェクトより）

多職種がチームで術前外来を行うメリットとして、術前評価において患者の身体面だけでなく、心理面や生活状況においても情報収集・アセスメントを行うため、患者の生活が目に浮かぶような評価ができる点があります。そのほか、患者が不安を表出したり、気軽に質問できたりすることや、多職種と細かく調整することができる点も挙げられます。なかでも手術看護を熟知している手術室看護師が術前外来を行うメンバーに加わることで、手術体位、保温、皮膚創傷ケアなど、術中の患者の変化に活かすアセスメントができます。

このような術前評価を行うことで、周術期医療の質の向上につながります。さらに、看護師をはじめとする多職種が術前評価に加わることで、医師のタスクシフト（負担の軽減）にもつながっています。

手術前に行うアセスメント

注意したいハイリスク患者

小児や**超高齢者**は、あらゆる面で手術や麻酔に関するリスクが高いため、注意が必要です。また、**基礎疾患を有する患者**も、手術や麻酔のリスクは高いので注意します。以下に注意を要する疾患を挙げます。

1 糖尿病

手術や麻酔の侵襲によって感染リスクや手術創の治癒遅延、糖尿病合併症の増悪を引き起こすことがあります。手術前の段階から、糖尿病の程度を把握し、**血糖値のコントロール**を行うことが大切になります。

2 呼吸器疾患

気管支喘息は、気管挿管など麻酔操作による気道への刺激や、手術による不安、疼痛がストレスとなり、発作を誘発する場合があります。麻酔科医の診察を早期に受け、手術時期を判断してもらいます。

肺気腫など**慢性閉塞性肺疾患（COPD）**を有する患者は、喀痰がうまくできず、気道分泌物が貯留することにより、無気肺や肺炎など**周術期呼吸器合併症**のリスクが大きいので注意します。

> COPD：chronic obstructive pulmonary disease、慢性閉塞性肺疾患

3 循環器疾患

高血圧症で、手術前の血圧コントロールが不良の場合、術中・術後に心筋虚血などの循環器合併症や、脳血管疾患、腎不全などを引き起こすことがあります。手術前に適切な治療を受け、**血圧のコントロール**を行うことが望ましいです。

また、**狭心症**などの**虚血性心疾患**、**不整脈**、**心不全**などを有する場合は、循環器内科医師による検査や診断を受け、必要な治療を受けたうえで、手術を行います。

> **ここでチェック！**
>
> **SBAR**とは、他者に的確に情報を伝えるために用いられる手法です。
> 何が起きているか状況（**S**ituation）を説明し、なぜそのような状況をもたらしたかという背景（**B**ackground）を伝える。そして、何が問題かを評価（**A**ssessment）し、どうしたらよいか考えられる提案（**R**ecommendation）をする報告の手法です。医療に携わる多職種間で、重要な情報（患者の容体急変など）を臨床の場面で急ぎ、伝達する際に用います。このツールを使うことで、一連の情報全体の共有が可能になります。

意思決定の支援

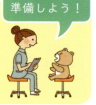

手術に向けて準備しよう!

コレだけおさえよう!

- 疾患と手術の両方に対する患者の受け止め状況や不安を確認する。
- 患者が十分理解して治療方法を選択できるよう、必要に応じた対応を行う。
- 十分なインフォームドコンセントのもと、患者の意思決定を支援する。

　手術が決定した時点での患者は、良性であっても悪性であっても、疾患についての受け止めが十分でない時期に、治療法として手術を勧められていることも少なくありません。疾患そのものと手術を受けることの両方の受け止め状況や、抱えている不安や心配を確認することが大切です。今後の経過についても、どのように思われているかを確認します。

　心配や治療方法に対する迷いを抱えたまま、手術に向けての準備を進めるのではなく、必要であれば、再度医師の説明を聞けるよう、調整します。また、必要に応じて、他施設でのセカンドオピニオンを受ける方法を紹介する場合もあります。

　患者や家族が、十分に理解したうえで治療方法を選択できるよう、必要な情報の提供や心理サポートを行います。

> **アドバイス**
>
> 患者・家族が手術を受けることについて、何か不安に思い、心配されていることがあるかを話しやすいように、「手術を受けられるにあたり、ご心配なことはありますか?」と問いかけてみましょう。

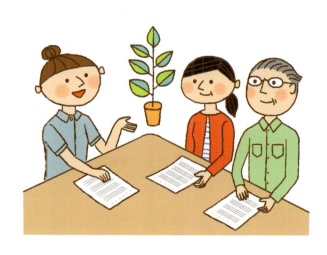

患者オリエンテーションと指導

> 手術に向けて準備しよう！

コレだけおさえよう！

- 患者が手術の経過や準備を理解することで主体的に手術を受けられるよう、支援する。
- 休薬や禁煙、禁酒など、手術当日までの間に行う準備を指導して、患者の理解度を確認する。
- パンフレットなど、一覧でわかるツールを用いるとよい。

　手術を決定したときから、手術までの予定に沿って、手術の準備と手術当日のことを説明します。このようなオリエンテーションは、手術を受ける患者が手術の経過や準備について理解することで、**主体的に手術を受ける**ことができるようにするために行うものです。

　患者が理解できることが大切ですから、スライドやパンフレットなど一覧してわかるものを用います。

　小児患者やその家族に向けては、事前に手術室の状況を一緒に体験できる手術ツアーのオリエンテーションを行うことも有効です。

▼ 手術前に行う指導のパンフレット各種（倉敷中央病院）

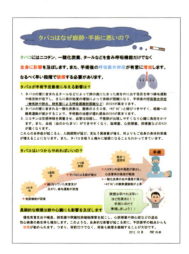
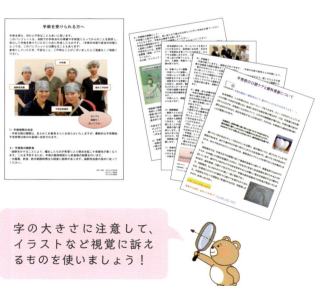

> 字の大きさに注意して、イラストなど視覚に訴えるものを使いましょう！

20

手術までに行いたい準備の指導

手術前に**休薬指導**、**禁煙指導**、**禁酒・節酒指導**などを行います。手術を迎えるまでの期間に行っておくべき準備について、患者が理解しやすいように、パンフレットを用いて説明します。これらの指導後には、理解度の確認を行います。

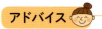
アドバイス
口まわりやあごに髭がある患者には、マスク換気や気管挿管時のチューブ固定が行いづらいことを説明し、髭を剃ってきてもらうよう指導します。

準備物品の説明

入院時に持参する物品について説明します。現在、服用しているすべての薬剤とお薬手帳、服用しているすべての健康食品（サプリメント）、糖尿病手帳、ペースメーカー手帳、血圧手帳、作成した歯科マウスピース、入院時に持参するよう説明された同意書などの各種書類や、着替えなどです。入院で必要となる病衣や日用品のレンタル用品がある場合には、その利用方法についても説明します。

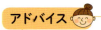
アドバイス
処方された薬剤だけでなく、サプリメントなど**日常的に服用しているすべてのもの**を持参するよう説明しましょう。

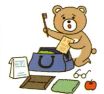

手術決定から退院までの経過の説明

1 手術決定から手術まで

手術までの検査や術前外来など、入院前から退院するまでの経過について、一覧できる**クリニカルパス（患者用）**を用いて説明します。これからのスケジュールを説明することで、患者や家族は、具体的に手術をイメージすることができます。手術後の経過や検査、離床状況やリハビリ、食事の開始や清潔ケアなどについて、ていねいに説明します。患者が手術を具体的にイメージできることで、主体的に手術を受けて回復を目指すことにつながります。

説明の際は、手術前日から手術の終了までをパンフレットを用いて説明すると理解しやすいでしょう。手術開始時刻や家族に来院してもらう時刻、手術前の絶飲食や、手術当日の貴重品や指輪、ピアスなどの装身具の除去、化粧やネイルの除去、手術衣への更衣について説明します ▶P31 。

手術室へ移動する時間や方法について説明します。病棟看護師とともに歩いて行くのか、車

患者オリエンテーションと指導

椅子やストレッチャーで行くのか、家族が手術室内まで同伴するのかなど、術前のアセスメントで決めた方法を伝えます。小児や認知症患者などは、不安を軽減する目的で手術室内まで家族に同伴してもらう場合もあるので、この段階で説明します。

> **アドバイス**
>
> 麻酔により自力では身体が思うように動かせないため、手術前に身体の不自由な箇所（肩が上がりにくい、関節が伸びにくいなど）や、痛みがある部位を教えてもらうことで、手術中に無理な体勢をとらないように工夫できることを説明しましょう。

2 手術

手術を安全に行うため、患者を入室させる前に手術室前で、病棟看護師から手術室看護師へ手術に必要な情報を引き継ぎます。このときに安全確認のため、患者も一緒に**患者確認**を行います ▶P157。

患者確認後に手術室に入り、手術ベッドに移動し、仰臥位で臥床してもらいます（腹臥位での手術ではストレッチャー上で仰臥位となる）。手術室内は、暖かく温度調整していることと、温めたブランケットを準備していることも伝えます。

麻酔導入前の準備として、心電図の電極シールを貼り、血圧計、パルスオキシメーターなどのモニターをつけ、末梢静脈ルートを確保します ▶P58。

その後、麻酔導入まで意識のある間は、麻酔の方法に応じて患者の協力が得られるように状況を伝えることを説明します。

手術中は、執刀医、麻酔担当医、看護師がお互い協力して手術を行うことや、手術が安全に行えるよう、医療チームの全員が手術の終了まで常に患者のそばにいること、手術の体位について無理のないように工夫することを説明します。

3 手術終了後

手術が終了すると麻酔から覚醒することや、管が口のなかに入っている場合は、その間は声が出せないことを説明します。看護師がそばにいることや、麻酔覚醒の確認のために「手を握ってください」「目を開けてください」などの声かけをすることを伝えます。

状態が落ち着き、麻酔から覚めていることを確認したら、病衣に着替え、病棟に患者移送用ベッドまたはストレッチャーで帰ります。手術後に病室に帰った際の状態について、点滴治療や挿入されるドレーンなどを含めて説明します。また、患者や家族に対して、どのような手術となったか術後の説明が行われることを伝えます。術後の創部痛については、痛みの程度を申し出てもらうことと、硬膜外麻酔のカテーテルが留置されている場合があること、**患者管理鎮痛法（PCA）**など術後創部痛のコントロール方法を説明します。

手術後の呼吸器合併症を予防するために、患者に行ってほしい深呼吸や排痰法について説明します。

> **Word**
> PCA：patient controlled analgesia、患者管理鎮痛法

▼ 麻酔導入までの説明（全身麻酔の一例）

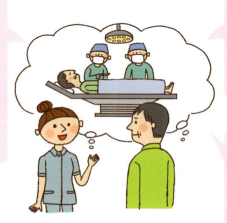

① 酸素マスクを口にあて、麻酔が始まります。ゆっくり大きく深呼吸を繰り返すことで、酸素が効率的に吸収されます。点滴から麻酔薬を投与すると、だんだん眠くなります（点滴の性質により、一過性に軽い痛みを感じることがありますが、すぐに消失します）

② 酸素の通り道を確保するために、口からチューブを挿入します

③ 麻酔後に必要に応じて、尿道留置カテーテルを留置します

▼ 呼吸器合併症を予防するための説明（一例）

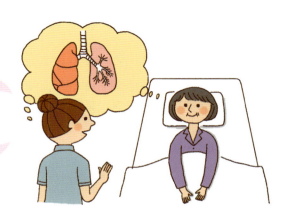

全身麻酔後は痰が溜まりやすくなり、肺炎や、肺がつぶれた状態になる「無気肺」といった肺の病気を招いてしまうこともあります。それらを防止するために、深呼吸や咳をしっかり行うようにしてください

痛みで深呼吸や咳を行いにくいときには、スタッフに伝えてください。痛みを和らげて、深呼吸や排痰を行いやすいよう工夫します

術前日に行うケア

術前日に行うケア

手術に向けて準備しよう！

コレだけおさえよう！

- 予定どおり手術ができるか、体調や休薬・禁煙状況などについて確認する。
- 必要書類を受け取り、術前訪問がスムーズに行えるよう調整する。
- 手術に備えて、清潔の保持と休息がとれるよう支援する。緊張や不安を和らげるよう配慮し、環境を整える。

入院前に確認すべきポイント

入院までに、患者の術前評価をカルテより確認しておきます。入院後に必要となる物品の準備や、必要な支援を関係職種で共有しておきましょう。手術当日に入院する場合は、入院前日までにカルテから情報収集を行うことで、慌てることなく準備でき、必要な支援ができます。

1 入院時のアセスメント

最初に**患者の体調**を確認します。発熱や下痢、疼痛など上気道感染や胃腸炎などの感染症の徴候がないかどうか確認し、感染症を疑う症状があれば、主治医に診察を依頼します。そのうえで、手術が予定通り行えるか否かの判断を仰ぎます。

次に手術の準備として、**休薬**や**禁煙**、**禁酒・節酒**が指示通りに実践できたかを確認します。

外来の時点で薬剤鑑別を行っている場合でも、入院までの間に新たに服薬が始まることがあります。そのため入院時には、現在、服用・使用している**薬剤**やサプリメントなどをすべて持参してもらい、薬剤師による鑑別を行います。

ペースメーカー装着患者については、**ペースメーカー手帳**の持参を確認します。また、手術前後でペースメーカーの設定を変更する必要があるため、循環器内科医師へ連絡します。

動揺歯があり**マウスピース（プロテクター）**を作成している患者には、マウスピース持参の確認を行い、手術前に装着します。また、装着していることを手術室での引き継ぎで伝えます。

手術前からプラークフリーなど歯科で加療している患者については、入院後に加療を行うことがあるため、歯科へ連絡します。

> **アドバイス**
> 休薬が守れていないことにより、手術が延期となる場合があります。入院時、休薬は早めに確認しましょう。

2 不安の緩和と意思決定の支援

手術に向けて**不安**がないか確認します。疾患や手術、その後の治療に関することは、医師より説明をしてもらいます。入院生活や看護に関することは、看護師から説明します。説明することで手術前の不安を緩和し、患者が手術を受けることを迷ったまま実施することにならないようサポートします。

3 手術前のスケジュール確認

クリニカルパスや手術オリエンテーション用紙を用いて、**スケジュールを確認**します。手術当日の**家族の来院時間**を確認し、家族に連絡してもらいます。

麻酔中に起こる胃内容物の逆流による誤嚥を防ぎ、重篤な呼吸器合併症を予防するために、術前の食事や飲水が制限されます。術前の絶飲食時間は、胃内容物、胃からの排泄速度、下部食道括約筋機能を考慮して決定されるため、**食事や飲水の制限**についても決められた時間を患者と確認します。

手術に必要な各種書類の確認

手術に必要な**同意書**などの書類が、すべて揃っていることを確認します。患者からこれらを受け取る際に、わからないことがなかったか確認しましょう。同時に、患者の署名や日付などの**必要項目**が記入されていることを確認します。

外来の時点で説明を行い、同意書を取得済みの場合には、カルテ内に必要な同意書が入っていることを確認します。

▼ 手術に必要となる主な書類（一例）

- 手術に関する説明・同意書
- 麻酔に関する説明・同意書
- 輸血に関する説明・同意書
- 生物由来製剤使用に関する説明・同意書
- 立会説明・同意書（新たな手術機材を使用される際に専門業者の立ち会いがある場合）

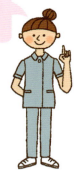

必要書類は、各病院の方針に準じます

手術室看護師の術前訪問

術前評価に沿って、入院後に手術室看護師が患者のもとを訪問し、円背が高度な患者や高度肥満（肥満度Ⅲ以上）の患者に保護目的で使用するマットレスや保護材の選定を行います。

術前日に行うケア

　また、手術体位による身体損傷のリスクが大きい場合には、事前に手術に関係する医師、看護師など手術チームメンバーでスケジュールを調整して、患者に参加してもらい、手術を受ける際の体位のシミュレーションを手術室で行います。
　術前外来などで入院前から患者に説明し、病棟看護師と手術室看護師で患者のスケジュールを調整すると、術前訪問もスムーズに行えます。

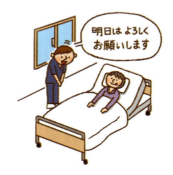

アドバイス

術前訪問の前に、カルテなどから患者情報を十分把握して、必要な情報収集ができるよう準備します。
手術を前日に控え、患者は不安な気持ちもあるかもしれません。ADLとともに、難聴や視力障害の有無、コミュニケーション方法や理解度、認知状況、また手術に関する心配事なども情報収集します。

清潔の保持と休息

　手術前日には、入浴やシャワー浴によって、皮膚の汚れを除去するよう指導します。
　気管挿管が必要な患者は、気管挿管時の固定を行うために、口髭を剃る必要があることを説明し、髭剃りをしてもらいます。手術部位によっては、除毛や剃毛が必要なことがあるため、あらかじめ指示を確認しておき、実施します。
　翌日の手術に備えて心身の安静を保ち、患者の緊張が緩和できるよう支援します。照明や室温などを調整して患者がゆっくり休める環境を整えます。緊張が強く睡眠が困難な場合は、申し出てもらうよう伝えます。睡眠薬を服用する場合は、夜間の転倒や転落の危険性があることをふまえて、観察やベッド周囲の安全についても配慮する必要があります。

（山本千恵）

文献

1) 日本麻酔科学会・周術期管理チーム委員会編：一般的な患者の評価．周術期管理チームテキスト第3版，日本麻酔科学会，兵庫，2016：340．
2) 日本薬学会：薬学用語解説．https://www.pharm.or.jp/dictionary/wiki.cgi（2019.9.10.アクセス）
3) 日本ラテックスアレルギー研究会ラテックスアレルギー安全対策ガイドライン作成委員会：ラテックスアレルギー安全対策ガイドライン2018．協和企画，東京，2018：19．
4) Xue QL, Bandeen-Roche K, Varadhan R, et al. Initial manifestations of frailty criteria and the development of frailty phenotype in the Women's Health and Aging Study II. J Gerontol A Biol Sci Med Sci 2008；63(9)：984-990.
5) 国立長寿医療研究センター：フレイル予防医学教室．https://www.ncgg.go.jp/cgss/organization/documents/a.pdf（2019.9.10.アクセス）
6) 日本老年医学会：フレイルに関する日本老年医学会からのステートメント．平成26年5月．https://jpn-geriat-soc.or.jp/info/topics/pdf/20140513_01_01.pdf（2019.9.10.アクセス）
7) 長寿科学振興財団：健康長寿ネット，高齢者の病気（フレイル，サルコペニア）．https://www.tyojyu.or.jp/net/byouki/frailty/about.html，https://www.tyojyu.or.jp/net/byouki/sarcopenia/about.html（2019.9.10.アクセス）
8) 山本千恵，石橋まゆみ，草柳かほる，他：医療施設における術前外来実施状況と手術中止の実態調査．日手術看会誌 2018；14(1)：49-53.
9) 山本千恵：周術期管理チームにおける多職種連携と術前外来―ボーダレス医療チーム間での連携を目指して―．臨床麻酔 2018；42(9)：1213-1217.
10) 中村美知子監修：周術期看護 安全・安楽な看護の実践 改訂版．インターメディカ，東京，2017．
11) 日本手術看護学会手術看護基準・手順委員会編：手術看護業務基準．日本手術看護学会，東京，2017．
12) 矢永勝彦，高橋則子編：系統看護学講座 別巻 臨床外科看護総論 第11版．医学書院，東京，2017．

周術期の看護 編

2章

術当日の看護

- 術当日のアセスメント・ケア
- 出棟前の準備
- 手術室への移送・引き継ぎ
- 入室後の看護

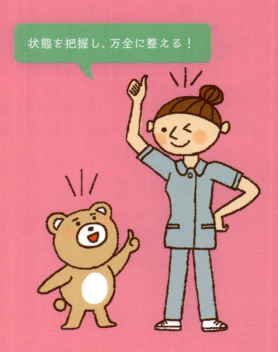

状態を把握し、万全に整える！

術当日のアセスメント・ケア

術当日の アセスメント・ケア

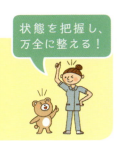

状態を把握し、万全に整える！

コレだけおさえよう！

- 患者の心理状態を認識し、緊張する患者・家族が安心できるよう配慮しながら準備を行う。
- 絶飲食、排泄の状況とともに、発熱や気分不良の有無、バイタルサインを観察し、術前の状態を十分把握する。
- 観察したことや処置内容を記録に残し、引き継ぎができるよう準備しておく。

患者の全身状態の把握

1 患者の心理状態

　手術に向けて、患者は**不安**や**恐怖**を感じています。手術患者に不安をもたらす原因には、手術の成否や麻酔をかけること、不測の事態の発生など、さまざまなものがあり、その根底には、未知のもの、コントロール喪失の脅威、疼痛、喪失の脅威、安全の脅かしがあります。

　看護師は手術決定の時点から、このような患者の心理状況の特徴を理解したうえでコミュニケーションをとり、不安の内容や程度、コーピング行動（ストレスや問題に対して対処行動をとり、適切にコントロールすること）の傾向、家族関係、サポートシステム、依存関係、社会的役割行動、患者の疾患や手術に対する受け止め、生命観や人生観の把握に努め、意思決定を支援します。

　手術当日は心理的に準備が整った状態になるよう支援しますが、手術を目前にし、患者は「全身麻酔から回復できるだろうか」「予定していた手術ができるだろうか」といった不安・恐怖がある一方で、手術にかける期待もあり、複雑な心理状態に置かれています。看護師は、このような患者の心理状態を認識し、緊張する患者・家族が安心できるような声かけを行いながら、出棟前の準備を行いましょう。

> **アドバイス**
>
> 手術当日は、今から行うことを1つずつていねいに説明しながら準備します。
> そして、患者の表情・言動から緊張している様子をキャッチしたら、「緊張しますね」など、患者の不安、緊張に寄り添った声かけをし、患者が思いを表出しやすくなるようかかわりましょう。

2 患者の身体状態

起床時は、**発熱**の有無、**気分不良**がないことを確認して、手術前処置 ▶P31 を開始しましょう。発熱がある場合は医師に報告し、指示を受けます。

出棟直前のバイタルサインを観察し、術前の状態を十分把握します。

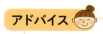
> 出棟直前の状態を記録に残し、引き継ぎができるよう準備しておきましょう。

3 絶飲食の状況

手術当日、看護師は術前の絶飲食が守れているかを確認しましょう。また、手術前夜からの絶飲食で、**脱水状態**がないかを把握します。

▼ 術前絶飲食時間のガイドライン

摂取物	麻酔導入までの絶飲食時間
清澄水（水、茶、アップル・オレンジジュース〈果肉を含まない果物ジュース〉、コーヒー〈ミルクを含まない〉	2時間
母乳	4時間
人工乳・牛乳	6時間
固形物	適切な絶飲食時間を考慮
・軽食（トーストと清澄水）	6時間以上
・揚げもの、脂質を多く含む食物、肉	8時間以上

適応：全身麻酔、区域麻酔、鎮静、鎮痛を要する待期的手術患者。消化管狭窄患者、消化管機能障害患者、気道確保困難が予想される患者、緊急手術患者およびリスクの高い妊婦などは、患者の状態に合わせた対応とする
日本麻酔科学会：術前絶飲食ガイドライン. 日本麻酔科学会, 兵庫, 2012：1-3. https://anesth.or.jp/files/download/news/20120712.pdf（2019.9.10アクセス）より引用

Column

絶飲食時間が長引いたら…

手術の予定に応じて、医師が絶飲食開始時間の指示を出します。絶飲食時間が長くなる場合は、脱水のリスクをともなうため、輸液を行います。状況によって手術室の入室時刻が遅れる場合もあり、何時間も絶飲食した状態で患者を待たせてしまう…というケースもあります。絶飲食時間を把握し、患者からの訴えや状態をしっかりと観察することが大切です。

術前の緊張もあり、口渇を訴える患者もいます。不快な状況はさらにストレスを与えるため、絶飲食の必要性をていねいに説明したうえで、うがいを取り入れるなど、少しでも安楽に術前を過ごせるよう支援しましょう。

術当日のアセスメント・ケア

④ 排泄の状況

現在は、緩下剤や手術当日の浣腸といった機械的腸管前処置は、**術後回復強化（ERAS）**の考えも普及し、**手術部位感染（SSI）** ▶P128 発生率の低下について明確な根拠が得られないことや、脱水、電解質異常のリスクなど、身体へのストレスによる弊害から、必要最小限にとどめられています。

手術当日の排泄状況を確認し、必要性を医師と十分検討し、指示に従って処置を行いましょう。

> **アドバイス**
>
> 当日に浣腸を行う場合は、患者に必要性や方法を説明し、処置前・中・後、排便時の血圧変動、気分不良の有無に留意しましょう。

> **ここでチェック!**
>
> ERASとは、周術期管理の質を高め、手術患者を早期回復させるために開発されたプロトコルです。
> 痛み、腸の機能不全および、腸管麻痺などの術後回復を遅らせる要素を最小限に抑えるように、各種治療方法を組み合わせ、総合的な管理を行うことで、術後の回復を促進し、早期に通常の状態に戻すことが可能になります。

> **Word**
>
> **ERAS**：enhanced recovery after surgery、術後回復強化
> **SSI**：surgical site infection、手術部位感染

⑤ 除毛

術前のカミソリによる剃毛は、皮膚に微細な切創を生じさせSSIの増加につながるため、体毛が手術の支障になる場合を除き、行いません。

除毛が必要な場合には、外科用クリッパーを使用して、手術直前に最小限の範囲を行います。

> **アドバイス**
>
> 除毛は、手術室にて麻酔導入後に行うことも多いため、医師と相談のうえ処置を行いましょう。

出棟前の準備

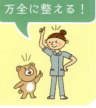

状態を把握し、万全に整える!

 コレだけおさえよう!

- 手術直前の準備として、整容や身支度を行う。
- 必要書類や各種オーダーが揃っているか確認し、絶飲食、排泄の状況とともに、発熱や気分不良の有無、バイタルサインを観察し、術前の状態を十分把握する。
- 観察したことや処置内容を記録に残し、引き継ぎができるよう準備しておく。

患者の準備

1 整容

手術当日は起床後、洗面や髭剃りを済ませ、化粧は落としてもらいます。

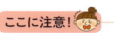

> 誤嚥性肺炎などのリスク低減のため、絶飲食であっても**歯磨き**は忘れずに実施します。

2 排泄

手術室へ向かう前にトイレに行き、排泄を済ませてもらいます。排便の有無と、その時間、量、性状、残便感などの確認が必要です。

3 更衣

手術衣に着替え、血栓予防のために**弾性ストッキング** ▶P76 を装着します。
　正しく装着できていない場合、効果を十分に発揮しないばかりでなく、**皮膚損傷**や**神経損傷**のリスクにつながるため、必要であれば装着をサポートし、正しく装着できているかを確認しましょう。

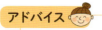

> 事前に下肢の計測を行い、適切なサイズの弾性ストッキングを準備します。

31

出棟前の準備

▼ 手術室へ向かう際の服装

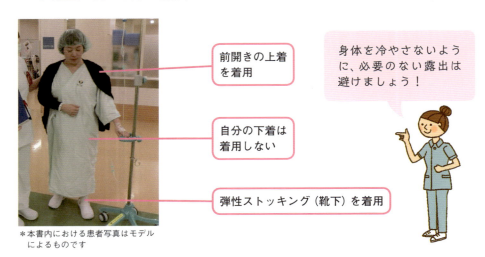

- 前開きの上着を着用
- 自分の下着は着用しない
- 弾性ストッキング（靴下）を着用

身体を冷やさないように、必要のない露出は避けましょう！

＊本書内における患者写真はモデルによるものです

▼ 弾性ストッキング装着時のチェックポイント

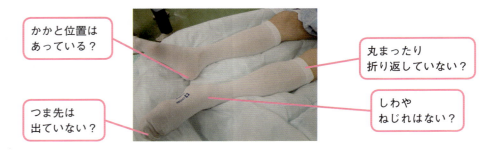

- かかと位置はあっている？
- つま先は出ていない？
- 丸まったり折り返していない？
- しわやねじれはない？

4 身支度（除去するもの）

　義歯（入れ歯）やかつら、補聴器、コンタクトレンズ、つけ爪、ヘアピン、アクセサリー、時計、つけ睫毛などは、身体損傷や紛失、破損のリスクがあるため、すべて外す必要があります。義歯やかつらなどを除去してもらう際は、患者の羞恥心に対する配慮を忘れずに行います。例えば、患者の希望に応じて、家族の前では装着したまま手術室へ入室し、その後に除去する、マスクやキャップを着けるなど、臨機応変に対応しましょう。

　貴重品は、家族などに管理を依頼しましょう。

> **アドバイス**
> 補聴器を外すことでコミュニケーションがまったく取れなくなる患者の場合は、術中のみ除去するか、筆談などの対応方法を、患者本人と相談しておきましょう ▶P5。

▼ 手術前に除去するもの

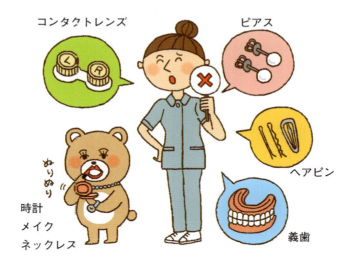

その他に、つけ睫毛、ヘアゴム、かつら、補聴器など

5 マーキングの確認

整容などを行っているうちにマーキングが消えてしまう場合があるため、出棟前には必ず正しい手術部位にマーキングがあることを、患者とともに確認しましょう ▶P157 。

6 プレウォーミング

麻酔や手術侵襲によって、術中の患者は**低体温**に陥るリスクが非常に高くなります。周術期の低体温は、患者へ大きな不快感を与えるとともに、循環器系への負担や、創傷治癒遅延、SSI、痛みの助長といったさまざまな弊害を引き起こします。手術前に患者の体表面や末梢が冷えていると、麻酔導入後の体温低下を助長させてしまいます ▶P84 。

出棟前は上着や靴下を着用してもらい、不必要な肌の露出をおさえ、体表面を冷やさないようにしましょう。また、可能であれば温風式加温装置 ▶P85 を使用し、積極的に加温を行いましょう。

持参書類・物品の準備

出棟前には、手術に必要な書類や伝票類が揃っていることを確認します。

1 同意書

特に手術や麻酔、輸血にかかわる**同意書**（**承諾書**）は、患者の意思決定を裏づける重要な書類です。各同意書の説明内容の文書とともに、患者や代理意思決定者のサイン、説明した医師のサイン、説明した日付など、書類の内容に不備がないか確認しましょう。

出棟前の準備

② 輸血伝票

　手術操作による出血や術前の貧血の状態によって、輸血の準備が必要となる場合があります。輸血準備の必要な患者には、必要な種類の**輸血のオーダー**が済んでいるか、**交差適合試験用採血の提出**は済んでいるか、それぞれの輸血伝票が揃っているかを確認しましょう。

③ 組織診などのオーダーと伝票

　手術で摘出した臓器や検体は、病理検査へ提出し、検査結果によって術後の治療方針を決めたり、術中迅速病理診断の結果によっては追加切除を行う場合があります。術式や手術の目的を理解し、必要な**検査オーダー**がされているか、**オーダー伝票**が揃っているかを確認しましょう。

④ 予防的抗菌薬

　SSI 予防のために、執刀開始の 30～60 分前に**予防的抗菌薬の投与**を開始します。指示によって出棟前に投与を開始する場合や、手術室へ持参し、手術室内で投与を開始する場合があります。術前の指示をよく確認し、準備しましょう。

⑤ 腹帯・Ｔ字帯・三角巾・装具など

　術後に尿道留置カテーテルを留置する場合や、腹部の創処置が必要な場合はＴ字帯が、開腹手術や腹部にドレーンを留置する場合は腹帯が、術後に必要になります。

　また、四肢や肩の手術では三角巾や装具が必要になります。装具は事前に患者にあわせて作成している場合があります。

　術式や患者に応じた必要物品を把握し、不足のないよう準備しましょう。

家族の到着確認・待機

　全身麻酔で手術を受ける患者は、術中に意思表示を行うことができません。そのため、代理意思決定者として、手術中は患者のキーパーソンとなる家族に院内に待機していただく必要があります。また、手術に向かう患者にとって、出棟前に家族とコミュニケーションをとることは心理的に大きな支えとなります。家族や患者にとってのキーパーソンが到着していることを確認したうえで、手術室へ向かうようにしましょう。

> **アドバイス**
>
> 手術当日にどうしても家族の待機が困難な場合は、必ず連絡が取れる状態にしておくよう、調整しましょう。

手術室への移送・引き継ぎ

状態を把握し、万全に整える！

コレだけおさえよう！

- 患者誤認がないように、出棟前と手術室入室時に複数のスタッフで患者本人を確認する。
- 移乗・移送時は、事前に転倒・転落リスクをアセスメントし、リスクに応じた介助を行う。
- 伝達漏れがないよう、電子カルテなどのツールも利用して病棟看護師から手術室看護師へ引き継ぐ。

手術室への移動・移送

1 患者確認

手術室へ向かう前に、その患者がこれから手術を行う患者で間違いがないか、患者と複数の看護師で確認をしましょう ▶P156 。

▼ 出棟前に行う患者確認でチェックする項目

- 患者氏名
- 生年月日
  *2点を照合する
- 手術部位マーキング

患者（家族）と複数の看護師で確認しましょう！

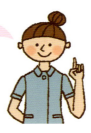

2 患者の状態に応じた搬送方法の選択

歩行能力がある場合は、手術室まで歩いて入室してもらいます。
下肢の疾患や外傷、麻痺、視力障害など歩行に支障がある場合や、呼吸・循環機能の低下が著しい場合は、車椅子やストレッチャーを選択します ▶P14 。

3 転倒・転落防止

高齢者や躓き、転倒歴のある患者など、手術前の日常生活動作（ADL）などから、転倒・転落リスクをアセスメントしておき、歩行や移乗の際に転倒・転落しないよう介助しましょう ▶P14 。

手術室への移送・引き継ぎ

4 心理的支援

　手術室へ向かう患者の心理に寄り添い、不安をやわらげる声かけをていねいに行いましょう。患者個々の反応によって対応はさまざまですが、例えとして以下のような声かけを行います。

▼ 入室の様子

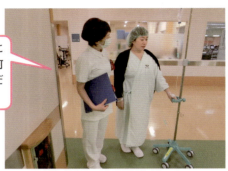

緊張しますね。そばに付いていますから、何でもおっしゃってくださいね

● 緊張してこわばった表情の患者の場合の声かけ例

手術室看護師への引き継ぎ

　病棟看護師と手術室看護師、麻酔科医、執刀医で、患者識別バンド（リストバンド）や記録物、マーキングを活用し、患者確認と手術部位の確認を行います。患者自身に氏名、生年月日、予定術式を述べてもらうことで、より患者誤認のリスクを低減することができます。

　病棟看護師は、電子カルテや部門システムなど院内の統一したツールを使用し、患者の情報や持参物について、伝達漏れのないよう申し送りましょう。

▼ 入室申し送り画面（倉敷中央病院）

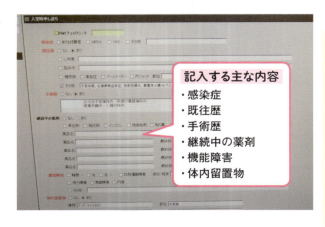

記入する主な内容
・感染症
・既往歴
・手術歴
・継続中の薬剤
・機能障害
・体内留置物

▼ 手術室入室時に確認・引き継ぐべき内容

- 患者確認（患者氏名、生年月日、手術部位マーキング）
- 同意書（承諾書）
- 既往歴、手術歴
- 併存症
- 感染症
- アレルギー
- 機能障害
- バイタルサイン
- 患者ニーズ
- 体内留置物・投与継続中の薬剤
- 絶飲食状況
- 術中指示
- 持参物

入室後の看護

状態を把握し、万全に整える！

コレだけおさえよう！

- 家族には常に連絡がつくように確認しておく。
- 手術待機中は家族の不安に寄り添い、ねぎらいの声かけを行う。
- 術後の患者状態や起こりうるリスクを予測し、必要となる物品、医療機器を準備しておく。

家族のケア

　家族には、患者の手術室入室を報告し、待機場所を伝えます。術後に部屋を移動する場合は、案内しておきましょう。

　手術待機中は、家族が患者と一緒の場では表現できていなかった感情を表出する好機にもなります。家族の不安な心情に寄り添い、ねぎらいの声かけを行い、コミュニケーションを図りましょう。

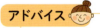

> 手術中はいつでも連絡がつくように、家族の所在や連絡方法を確認しておきましょう。

術後ベッド、周辺機器の準備

　帰室後にすみやかにケアができるよう、病室環境は前もって安全・清潔に整えておきましょう。心電図モニターやパルスオキシメーター、フットポンプなどの医療機器も、患者の術後の状態を予測して忘れずに準備しておきましょう。

　術後ベッドでの必要物品は、手術に伴う呼吸・循環導体の変動や、良肢位保持、ドレーン・カテーテルの種類や数によって決まります。これに患者の術前の酸素化や栄養状態、既往症から起こりうるリスクを予測して、準備するものを検討しましょう。

（西原明子）

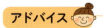

> 物品や機器は破損がないか、正しく作動するかも確認しておきましょう。

入室後の看護

▼ 病室のベッド・物品の準備（一例）

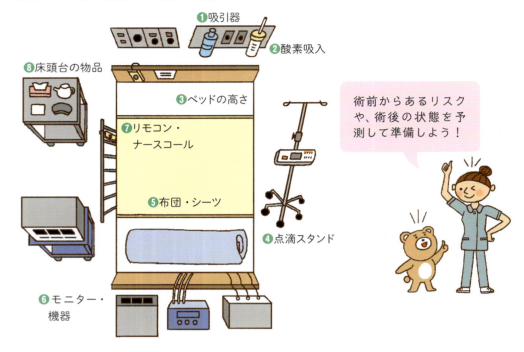

術前からあるリスクや、術後の状態を予測して準備しよう！

❶吸引器	・排痰が難しいときや、嘔吐時の誤嚥予防などで使用 ・中央配管に接続しておく
❷酸素吸入	・流量計、酸素マスク（カニューレ）の異常はないか確認 ・中央配管にボトルを接続しておく
❸ベッドの高さ	・移乗・移送しやすいよう高くしておき、帰室後に低くする
❹点滴スタンド	・フックや固定用ネジの破損、キャスターの動きを確認
❺布団・シーツ	・防水シーツを敷き、掛け布団カバーを交換 ・寒気に備え、電気毛布も準備するとよい
❻モニター・機器	・心電図モニター、パルスオキシメーター、自動血圧計、フットポンプなど
❼リモコン・ナースコール	・患者が使いやすい位置に配置
❽床頭台の物品	・ガーグルベイスン、吸い飲み、洗面道具などを患者の手の届く位置に配置

文献
1) 秋元典子：手術患者の不安．雄西智恵美，秋元典子編，成人看護学 周手術期看護論 第3版，ヌーヴェルヒロカワ，東京，2014：36．
2) 普天間誠：術前術後管理Q&A．道又元裕監修，濱本実也，露木菜緒編，すごく役立つ周術期の全身管理 術前・術後ケアと尿・便・体温の疑問解決，学研メディカル秀潤社，東京，2018：45．
3) 石塚睦子編著：手術前日から手術当日に看護師が行うこと．よくわかる 周手術期看護，学研メディカル秀潤社，東京，2017：50-56．
4) 日本麻酔科学会編：公益社団法人日本麻酔科学会 術前絶飲食ガイドライン，日本麻酔科学会，兵庫，2012．
　https://obione.xsrv.jp/anesth/files/download/news/20120712.pdf（2019.9.10.アクセス）
5) 中島恵美子，伊藤有美監修：手術直後の観察＆ケア．これならわかる！術前・術後の看護ケア 周術期看護の基礎知識から退院支援まで，ナツメ社，東京，2018：88-91．

周術期の看護 編

3章

術中の看護

- 手術室の準備
- 全身麻酔で行う手術の流れ
- 器械出し看護業務
- 外回り看護業務

安全・円滑に患者を守る！

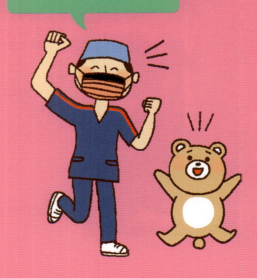

手術室の準備

手術室の準備

安全・円滑に患者を守る！

コレだけおさえよう！

- 手術室の環境には、室内の清浄度や温度・湿度、必要物品、動線を意識した部屋配置に加え、そこにいるスタッフも環境の1つと考える。
- 手術が安全かつ清潔に行え、患者が安心して手術を受けられるよう準備する。

手術室内での服装

　手術室は**清潔区域**であるため、手術室へ入室する者は、外部の細菌や微生物を手術室内へ持ち込まないために、手術室専用のユニフォームと足先がすべて覆われている履物に交換します（ただし近年では、手術室入室の際の履物交換により感染率を低減できるという報告はなく、履物交換を廃止する施設も増えている）。

　頭髪や頭皮の落下を防ぐため、頭髪をすべて覆うように帽子をかぶります。マスクは、鼻と口を完全に覆うように密着させて装着します。

▼ 手術室スタッフの服装

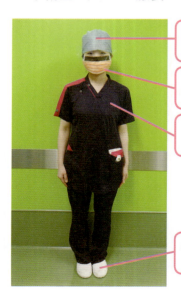

帽子
頭髪をすべて覆う

マスク（フェイスシールド付き）
目・鼻・口を完全に覆う

衣服
手術室専用ユニフォーム

履物
足先がすべて覆われているもの

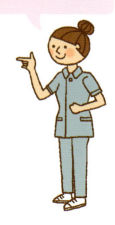

手術室に入るときは専用ユニフォームで！

衛生学的手洗い

　手術室は、侵襲的処置を行う場です。手術室へ入室する際は、皮膚表面や毛嚢、爪の下などに周囲の環境から付着した通過細菌を除去することを目的とする**衛生学的手洗い**を行います（手術時手洗いについては ▶P50 ）。

　衛生学的手洗いは、抗菌薬を含有する石けんを使用して流水下で行う手洗い、またはアルコールの擦式消毒による手指消毒（ラビング法）を行います。

▼ 手洗い場の実際

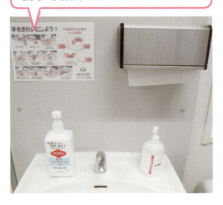

手洗い手順を掲示し、手順に沿って確実に実施する

▼ アルコール擦式消毒

速乾性擦式手指殺菌・消毒剤（一例）

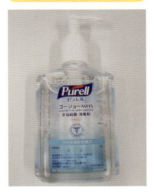

アルコール擦式消毒剤の携帯

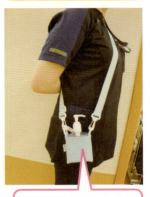

手指消毒を行うタイミングが多いため、消毒剤を携帯することで確実に実施できる

環境整備

　患者が入室する前から、手術室を適切な清浄度に保ち、感染防御に努める必要があります。
　必要な物品を過不足なく準備し、動線を考慮した配置に整えることで、スムーズで安全な手術を提供できるように努めます。

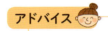 アドバイス

清浄度だけでなく、患者にとって快適な環境を意識することも大切です。

1 清潔区域、非清潔区域の区別

　手術室では、手術中の感染防止のために、清潔な環境を維持する必要があります。不潔なも

手術室の準備

の・人と、清潔なもの・人が交差しないよう、**搬送経路**に注意する必要があります。

2 空気の清浄化

手術室は細菌汚染による手術部位感染（SSI）を防止するために、高性能フィルターによる空気の濾過、室内を陽圧に保つ空気圧調整、空気の流れを均一に保つ気流により、空気を清浄に維持しています。

手術室の空気の流れは、室内の物品やドアの開閉により変化するため、空気の流れを妨げないように物品を配置し、ドアの開閉を最小限にします。また、空気中の微生物は、室内にいる人の活動量に比例するため、手術室内の人数や動作を最小限にします。

▼ 手術室環境

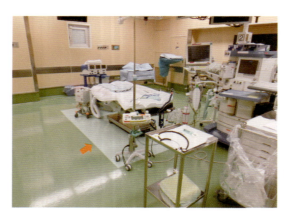

● 当院では最も清潔な空気が流れるエリアを床に色分け（➡）しており、その中央部に術野がくるようにベッドを配置している

3 人への対応

人に関しては保菌者の有無にかかわらず、**スタンダードプリコーション（標準予防策）**で対応することで、感染源からの曝露防止や、人が感染源となり感染させることを防いでいます。

土壌や動物は、基本的に手術室内には持ち込み禁止であり、除外します。

4 清掃

現在は清掃を委託している病院が多くありますが、環境整備のタイミングや機材などの配置・優先度などを明確にしておくとスムーズに環境整備が行えます。

環境整備のタイミングは①術後清掃、②術間清掃、③夜間・休日の清掃、に分けられます。

1. 術後清掃

術後の室内には、ごみや使用後のリネン、各機器など、さまざまなものがあふれているため、それらを分別するところから始めます。ごみも感染性廃棄物や医療廃棄物、一般ごみなどに分類されるため、指定の容器や袋などでまとめます。

床や壁、ベッド、無影灯、機器、コード類なども清掃します。

清掃にはタンパクを分解除去できる洗剤を使用し、消毒剤などは基本的に使用しません。手術環境からのSSIの確率に低く、無菌性の必要はありませんが、埃などは空間を浮遊するため、確認できる範囲で除去するようにします。

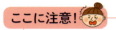

> 清掃を行う前に、危険物や、麻薬・毒薬・劇薬などの注意すべき薬剤は適切に処理し、事故が起こらないようにする必要があります。

2. 術間清掃

　術間清掃も術後清掃に準じて行いますが、時間的な制約があるため、優先度を決めて行うことが重要です。

　床や壁、無影灯や機器などは、血液や体液の汚染があれば短時間でスポット清掃（汚染箇所のみ集中的に実施）を行うことも必要です。

3. 夜間・休日の清掃

　夜間や休日は、術後清掃は完了した状態ですが、目につきにくい部分や細かい部分の清掃に不備がないかを点検し、清掃します。

▼ 清掃中の様子（術後清掃）

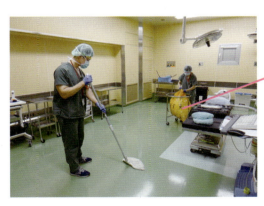

ごみは分別してまとめる

● 専門の清掃スタッフが複数名でチームを組み、効率よく確実に清掃を行う

5 患者にとって快適な環境の整備

　手術に対する不安を緩和する対策として、**室内温度は26〜28℃**に保ち、手術ベッドを加温することで暖かな空間を作ります。また、ヒーリング音楽や好みの音楽を流したり、可能であれば、患者の好みに応じた画像や風景をモニターパネルに映したりするなどして、少しでもリラックスできる環境を整えます。

手術室の準備

麻酔物品・医療機器の準備

1 全身麻酔に必要な物品・薬剤

　麻酔に使用する物品や薬剤は、**麻酔カート**に集約し、患者1人に対して1台準備することで、基本的に必要なものは整っている状態にしておきます。

　麻酔計画に関して、麻酔科と事前の打ち合わせを行い、必要な物品が整っているか、正常に作動するかどうかを点検しておきましょう。麻薬は患者ごとに必要数をオーダーし準備するため、患者誤認がないよう確認を行いましょう。

　換気困難・挿管困難のリスクがある患者に対しては、エアウェイや声門上器具、**DAM**カートなどの準備を事前に行い、緊急時に迅速に対応できるようにしておきましょう ▶P67 。

DAM：difficult airway management、困難気道管理

▼ 全身麻酔（気管挿管）に必要となる物品と確認事項（一例）

麻酔カート

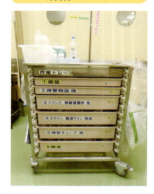

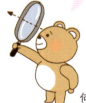

物品は麻酔カートに集約して、1人の患者に1台準備！

何が入っているのかな…

DAMカート

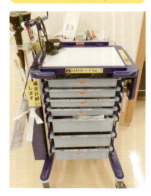

● 気管挿管が困難なときに必要な器具一式がまとめられた移動式カート

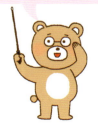

換気困難・挿管困難のリスクがあれば、忘れずに用意！

準備する物品

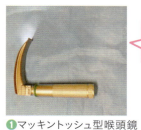
・ハンドルとブレードのセッティング
・ライト点灯確認
❶ マッキントッシュ型喉頭鏡

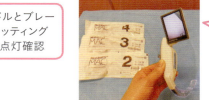
・本体とブレードのセッティング
・電池残量確認
❷ ビデオ喉頭鏡

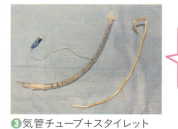
・適切なサイズ・種類を準備
・カフの確認
・潤滑剤の塗布
・スタイレットの挿入
❸ 気管チューブ＋スタイレット

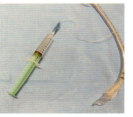
❹ カフ用シリンジ

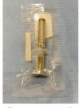
❺ カフ圧計（カフインフレータ）

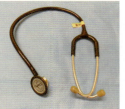
❻ 聴診器

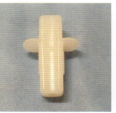
❼ バイトブロック

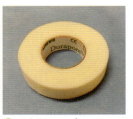
❽ 固定用テープ

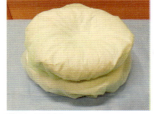
2個重ねて準備しておき、患者の体格に応じて調節できるようにしておく
❾ 枕（円座）

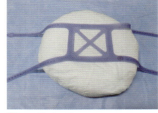
枕の上に広げ、すぐに使用できるようにしておく
❿ ヘッドバンド

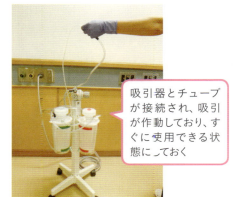
吸引器とチューブが接続され、吸引が作動しており、すぐに使用できる状態にしておく
⓫ 吸引器

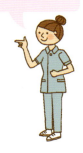
正常に作動するか点検も忘れずに！

2 麻酔器、医療機器類の準備、点検

　麻酔器は電源、中央配管、LANの接続を適切に行い、人工呼吸器回路・バッグを取り付け、リークテストを行います。患者の生命にかかわる重要な機器であるため、チェックリストを活用し、確実なセッティングが行えるようにしましょう ▶P180 。

▼ セッティング済みの麻酔器

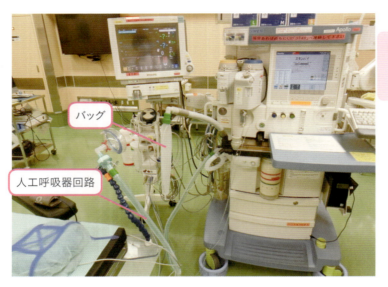

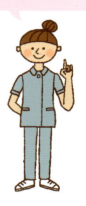

チェックポイント
・セッティングは適切？
・リークテストは行った？

　そのほか、内視鏡用モニターやエネルギーデバイス（電気メスなど）など、手術に必要な医療機器類が揃っているか、各医療機器が正常に作動するかを事前に確認しておきましょう ▶P206 。

▼ 内視鏡用モニター

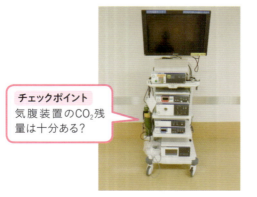

チェックポイント
気腹装置のCO_2残量は十分ある？

▼ エネルギーデバイス

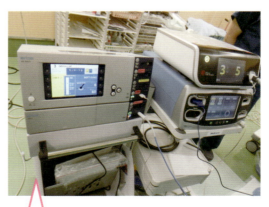

チェックポイント
術式に応じて必要なデバイスが揃っている？

3 手術器械・衛生材料の準備

　手術器械の準備では、過不足のない準備と使用時のタイミングを考慮して、器械を展開・配置することが重要です。特殊な術式などの場合は、あらかじめ執刀医に確認するか、カンファレンスで情報収集しておきましょう。

　術式に応じた必要物品一覧（ワークシート）に沿って、手術器械・衛生材料が準備されているか、不足がないかを事前に確認しておきましょう。ワークシートとは、術式に応じて必要物品がピックアップされ一覧化されたシートです。このワークシートに沿って手術器械・衛生材料を取り揃えることで、過不足なく準備ができます。

▼ 個人カート

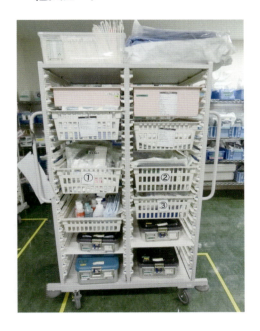

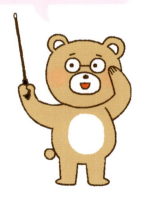

患者1名に対して、術式に応じた必要物品・薬剤を取り揃えたカートです

全身麻酔で行う手術の流れ

全身麻酔で行う手術の流れ

安全・円滑に患者を守る！

術前

| チェックイン（患者入室前） | 患者入室 | サインイン（麻酔導入前） |

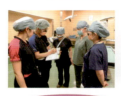
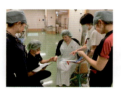
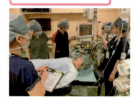

器械出し看護

準備

- 器械・医療材料の準備 器械台の展開
- 手術時手洗い
- ガウンテクニック
- 滅菌手袋の装着
- 器械の使用前点検

外回り看護

| 準備 | 入室 | 全身麻酔導入 | 手術準備 |

- 環境整備
- 物品準備
- 患者・手術部位の確認
- モニター装着
- ルート確保
- 麻酔導入の介助
- 挿管の介助
- カテーテル類の挿入
- 体位固定
- 手術部位の消毒

＊安全管理についての詳細は 看護5章（P155〜）を参照

48

コレだけおさえよう！

- 麻酔導入〜退室の基本的な流れを把握し、手術が円滑に進行するよう各処置の介助、看護を行う。
- 麻酔や手術の進行に応じた患者の状態変化を見逃さず、異常の早期発見に努める。

術中　　　　　　　　　　　　　　術後

タイムアウト（執刀直前）

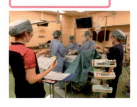

サインアウト（閉創〜退室前）

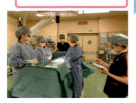

器械出し業務
- 清潔区域の保持・管理
- 針刺し切創の防止
- 検体の取り扱い
- 体内遺残の防止

片づけ
- 器械の片づけ
- 廃棄物の処理

外回り業務 / **麻酔覚醒** / **退室**
- 体温管理
- 水分出納（in/out）バランスの管理
- 身体損傷の予防（除圧）
- 検体管理
- 体内遺残の防止
- 抜管覚醒時の介助
- 退室時の観察
- 引き継ぎ

看護3／手術決定〜術前日／術当日／術中／術後〜退院／安全管理

器械出し看護業務

器械出し看護業務

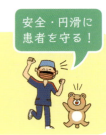
安全・円滑に患者を守る！

コレだけおさえよう！

- 器械出し看護師の役割は、他職種と連携し、手術が安全で円滑に行われるよう器械出しを行うことである。
- 術前の患者情報、術式から必要な器械・機材を準備し、清潔で安全な手術を提供する。
- 手術の進行に応じ、先読みして準備・介助を行うことで手術のペースを作る。

手術時手洗い（手指消毒）

　手術時手洗い（手指消毒）は、数種類ある手洗いのうちでも**最も厳密**さを要します。術野に直接かかわる医療者の手や腕の通過細菌とともに、常在細菌もできる限り除去し、死滅させることが目的です。さらに、長時間の静菌作用をもつ手術時手洗い用のスクラブ剤や擦式消毒剤を使用し、細菌の再増殖も抑え、手術中に手袋が破損した場合などの術野汚染リスクを軽減するために行います。

　手術時手洗いの方法としては、スクラブ剤を用いる**スクラブ法**や、ラビング剤（擦式消毒剤）を用いる**ラビング法**（ウォータレス法）、両方の薬剤を用いる**ツーステージ法**（2段階法）などがあります。各施設で設けている手洗い手順、基準、使用しているスクラブや消毒剤のメーカー推奨手順に則って、正確に実施しましょう。

ガウン・滅菌手袋の装着

1 滅菌ガウンの着用（ガウンテクニック）

　術野への汚染を防ぐとともに、術野から医療者への血液・体液の曝露を遮断するためにガウンテクニックの方法で滅菌ガウンを着用します。

2 滅菌手袋の着用

　滅菌手袋はガウンと同様に、術野の汚染や医療者への血液・体液曝露を防ぎ、手から患者への微生物の伝播を抑える目的で使用します。手袋は、長時間の使用や多量の水分・皮脂との接触によって劣化し、ピンホールが空くことがあります。そのため、**二重手袋（ダブルグローブ）**の装着が強く推奨されています。

滅菌手袋の交換は、ピンホールが疑われる場合や実際に穿孔した場合、インプラントに触れる前、消化管などの不潔操作後、長時間装着時、閉創前など、各施設の方針に従って、定期的に行いましょう。

器械台の展開

手術器械の展開時、滅菌物の滅菌期限やパックの破損の有無、**化学的インジケータ**により滅菌状態が保証されていることを確認します。

体内遺残防止のため、器械や衛生材料のカウントを行い、術前の点数をチェックし、記録しておきましょう。

> **化学的インジケータ**：滅菌物が適切な滅菌工程を得たか、色の変化で確認できるテープなどがある

▼ 器械展開した器械台と主な物品（一例）

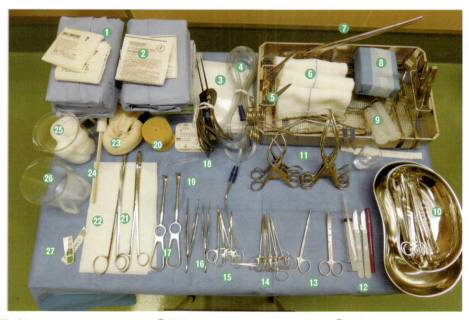

① 滅菌ガウン
② 滅菌手袋
③ イメージカバー
④ 吸引カテーテル
⑤ 持針器
⑥ X線造影糸入滅菌ガーゼ
⑦ ピンカッター
⑧ 手枕
⑨ シリンジ（洗浄用）
⑩ 膿盆
⑪ ゲルピー開創器
⑫ メス
⑬ 剪刀
⑭ 鉗子（コッヘル）
⑮ 鉗子（ペアン）
⑯ 鑷子
⑰ 鉤
⑱ 電気メス（バイポーラ）
⑲ 縫合糸
⑳ 駆血帯
㉑ 鉗子（消毒用）
㉒ ガーゼ（消毒時の下肢保持用）
㉓ ストッキネット
㉔ 消毒用綿棒
㉕ 消毒用綿球
㉖ ピッチャー
㉗ 化学的インジケータ

器械出し看護業務

器械の使用前点検

　器械の破損や欠損がないことや、正常に作動するかを確認しておきましょう。
　手術器械のなかには、先端が鋭利なものや微細なものがあるため、破損や欠損がないかを事前に確認する必要があります。また、チップが取り付けてある鑷子や持針器、ねじがついている器械類は、外れている場合があるため、確認が必要です。ドリルなど駆動式の器械や、内視鏡の鉗子類は事前に正常に作動するか確認しておきましょう。

▼ 点検時のチェックポイント

繊細な器械	チップ	ドリルの先端

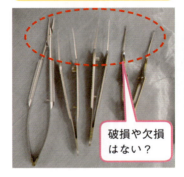
破損や欠損はない？

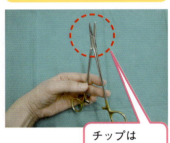
チップは外れてない？

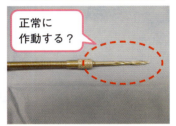
正常に作動する？

清潔区域の保持・管理

　術野では無菌操作ができなければSSIの誘因になるため、清潔器械や術野を汚染させてしまう行動を避けなければなりません。

1 清潔・不潔区域の区別

　滅菌ガウン装着時の清潔・不潔区域を理解し、注意を払って行動する必要があります。
　清潔器械に背を向けた状態では、背中が清潔器械に触れてしまう可能性があります。滅菌ガウンを着用していても背中側は不潔であるため、器械出し看護師は「清潔器械に背を向ける」「背中側から器械を受け渡す」などの行為は避けましょう。

> **ここに注意！**
> 清潔器械を**常に視野に入れて行動**することで、背中（＝不潔）が清潔器械に触れることを防ぎましょう。
> 清潔器械台の側面は不潔区域であるため、清潔器械台の側面から糸などを垂らさないように注意します。

▼ 滅菌ガウン装着中の清潔・不潔区域

清潔区域

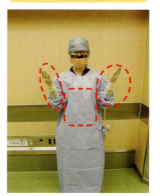

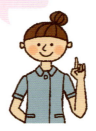

清潔・不潔区域を理解して、患者を感染から守ることも、器械出し看護の大切なポイント！

● 滅菌ガウン装着時、胸部から術野までの高さと前腕まで

不潔区域

前面　　　　　　　背面

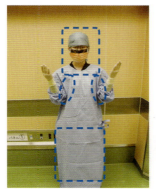 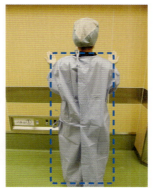

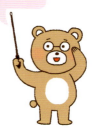

脇の下は、汗をかいたり、摩擦が加わったりするため不潔とみなします

● 頭部と襟元、肩、脇から腕中部まで　　● 背部や側面など、目視できない箇所

2 手術創分類の理解

術口は手術創分類を理解し、清潔区域の汚染や汚染区域が拡大しないように注意が必要です。

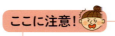 ここに注意！

消化管穿孔や開放骨折など、術野の汚染が予測される手術の際は、汚染器械を専用容器に入れて滅菌区域を作成する、閉創セットを活用する、清潔用と不潔用で器械台を別に準備するなどの対策が必要です。

器械出し看護業務

▼ 手術創分類

清浄度分類	定義	手術内容
クラスI 清潔手術	・炎症がみられず、感染のない手術創である ・気道・消化管・生殖器・感染していない尿路は含まれない ・清浄な手術創が一時閉鎖され、必要な場合は閉鎖式ドレーンが入っている ・非貫通性(鈍的)な外傷後の切開創は、基準を満たせばこのカテゴリーに含まれる	心臓、関節手術、脳神経外科、胸部外科など
クラスII 準汚染手術	・呼吸器・消化器・生殖器・尿路などがよく管理された状態で手術操作が行われ、異常な汚染のない手術創 ・特に、胆道、虫垂、腟および口腔咽頭は、感染の証拠あるいは手技に重要な過失がない限り、この範疇に加える	呼吸器、消化器、会陰部、泌尿器の手術で不測の汚染がないもの
クラスIII 汚染手術	・開放性で新鮮な偶発的創部 ・無菌手技に重大な過失のある手術創である ・胃・腸管からの著しい腸液の漏れ、内部に非化膿性の感染症のある切開創である	急性非化膿性手術、開胸式心臓マッサージなど
クラスIV 不潔、感染手術	・壊死組織が残る古い外傷、および臨床的に感染巣場がある、または内臓穿孔がある ・術後感染を起こす微生物がすでに手術部位に存在している	壊死組織がある手術、消化管穿孔、開放骨折など

CDC. Guideline for prevention of surgical site infection, 1999. http://www.cdc.gov/hicpac/pdf/guidelines/SSI_1999.pdf
(2019.9.10.アクセス)

器械出しのポイント

　スムーズな器械出し看護は、手術時間の短縮につながり、手術侵襲を軽減できます。

　器械出し看護のポイントは、術者が術野から目を離すことなくスムーズな手術操作ができるように、必要な手術器械・医療材料などを迅速かつ的確に手渡すことです。器械出し看護師は身体の解剖や術式を十分に理解し、診療科の特色をしっかりおさえ、手術操作の先々を予測しながら、出血や状態の変化にもすみやかに対応します。

針刺し切創の防止

　手術室での針刺し切創の原因となる器材は、縫合針、注射針、メスが多く、タイミングとしては受け渡し時が多く挙がります。

　メスや針などの鋭利な器械は、決められた容器や器械台のなかで、どの場所に置くかを決めて管理するようにしましょう。また、針カウンターを使用して、針を管理しましょう。縫合針が付いた状態の持針器やメスを医師から受け取る際は、膿盆やニュートラルゾーンに置いてもらい、直接の受け渡しをしないように工夫が必要です。施設ごとのルールを確認し、必ず守る

ようにしましょう ▶P169 。

> **ここに注意!**
> 注射針はリキャップ（使用済みの針にフタをかぶせる）を行わないことが原則ですが、やむを得ない場合は、片手すくい上げ法などの方法で行います。

▼ 鋭利物の保管・廃棄

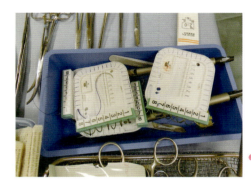

● 針やメスなどの鋭利物は滅菌トレーなど決められた容器へ入れ、手術終了時はトレーごと廃棄する

体内遺残の防止

手術前に、器械定数表で器械の数をカウントし、ガーゼ類、針、医療材料など術野に出ているものはすべて点数をカウントしておきます。カウントした器械、ガーゼ、医療材料は外回り看護師に報告し、記録に残しておきます。

> **ここに注意!**
> ガーゼは1枚ずつ離して数え、**ダブルチェック**（2回数える）します。

手術中は、施設のルールに従い、器械出し看護師が交代するタイミングなどで必要に応じてカウントを行い、術野に留置している物品とその数を把握しておきます。

手術終了前、腹腔や胸腔を閉鎖する前にカウントを行います。器械出し看護師は術者にカウントを行うことを宣言し、協力を得ます。術野にあるガーゼや材料は、器械出し看護師の手元に返却してもらい、目視だけのカウントにならないようにします。同時に、術野外にあるガーゼのカウントを外回り看護師が開始し、お互いに声を出してトータル量が合致するか確認します ▶P89 ▶P161 。

> **ここに注意!**
> カウントが合致しない場合、器械出し看護師は必ず術者に報告し、術野の確認を依頼しましょう。

器械出し看護業務

器械の片づけ

　手術終了後、器械を片づける際は、器械を不潔にしてよいタイミングに注意しましょう。術後X線撮影で体内遺残の有無や、留置物・インプラントが適切な位置に留置されていることが確認できるまで、手術器械を清潔に保持しておく場合があります。

　手術前準備に準じて、器械定数表 ▶P161 にチェックしながら器械をカウントし、不足がないことを確認し、同時に破損やネジなどの紛失がないことも確認しましょう。ガーゼや滅菌シーツなどは、感染性廃棄物として専用のボックスやビニール袋に廃棄し、一般ごみとの分別を厳重に行いましょう。

ここに注意！
手術器械を片づける際、まずは針やメスなどの鋭利器材を専用の医療廃棄物ボックスへ廃棄し、安全を確保しましょう。

Column

器械出し看護師は器械を渡すだけ!?

　器械出し看護で思い描くのは、テレビドラマなどでよく見る、Dr「メス！」、Ns「はい！」（パシッ）といった、器械をかっこよく術者に渡す場面ではないでしょうかー。

　まさに、その通りで、必要な器械を手術の進行に応じてテンポよく渡し、術者を直接的に介助するのが器械出し看護師の主な役割です。しかし、それだけではありません。とっても大切な役割があります。それは、手術中の患者の最も近くに存在し、患者を守ることです。先に述べたように、清潔で安全な術野を確保、保持することもその1つです。そして、器械出し看護師は、患者にとって最も侵襲的な処置が行われている術野の近くにいることで、術野で行われている手技や、出血などの状況をいち早く把握し、必要な物品を予測し、外回り看護師と連携して早期に対応できるようにします。器械出し看護師は術者と外回り看護師との橋渡しを行い、手術そのもののペースメイクを行います。

　器械を取り扱うだけではなく、手術中の無防備な患者の最も近くで、患者を守る存在であるという意識を忘れず、器械出し看護を実践していきましょう。

外回り看護業務

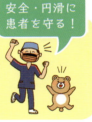

安全・円滑に患者を守る！

コレだけおさえよう！

- 術中に起こり得る問題を的確にとらえ、手術が安全かつスムーズに、患者にとって安楽に進行するよう、看護展開する。
- 不安や緊張、痛みなどの苦痛を感じやすい患者に寄り添い、代弁者となるよう看護を行う。
- 手術にかかわるチーム全体を見渡せるポジションとして、器械出し看護師、執刀医、麻酔科医、その他の多職種間の橋渡しとなる。

入室～麻酔導入

1 患者・手術部位確認

患者、手術部位、手術方法の誤認を起こさないよう、**患者入室時の確認**は必須です ▶P157 。手術室看護師・病棟看護師・麻酔科医・執刀医とで同時に確認を行います。

2 精神的ケア

外回り看護師は、入室時の不安や緊張が極限状態の患者の心情に常に寄り添い、手術室内では落ち着いた、温かな対応や声かけ、タッチングを行います。また、これから行われる処置について、わかりやすく、ていねいに説明しましょう。

患者の不必要な皮膚の露出には十分注意し、プライバシーの保護に努めます。

手術室内の音や医療者同士の会話に注意し、患者に不安を生じさせないように対応します。

▼ 患者に寄り添いタッチングする様子

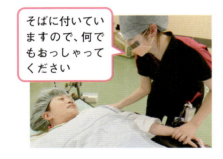

そばに付いていますので、何でもおっしゃってください

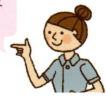

看護師が常にそばにいることを伝え、患者の緊張や不安が少しでも軽減するよう支援しましょう！

外回り看護業務

③ モニターの装着

手術中は、患者に体内の状態を把握するための生体情報モニター（心電図・血圧計・パルスオキシメーター）を装着します。モニターの変化に注意し、異常徴候を見逃さないようにしましょう。

1. 心電図

心電図は、患者のプライバシーに注意しながら、適切な位置に電極を装着します。

> **アドバイス**
> 電極を装着する際は、前胸部を掛けもので覆い、肌の露出を避けながら行いましょう。

2. 血圧計

患者にあったマンシェットの幅を選び、装着します。装着時はマンシェットと上肢の間に2横指が入る程度の強さで、肘関節にかからない位置に巻きます。

> **ここに注意！**
> **乳房や上肢の手術**の場合、または**乳房手術の既往**や**内シャント**がある場合、患側は避け、点滴ルートと同じ健側に巻きます。この場合、点滴ルートに逆流防止弁を取り付けます。術中は5分間隔で継続的に測定するよう設定しましょう。

3. パルスオキシメーター

パルスオキシメーターは、発光している面を爪側にあわせ装着します。爪に凹凸や欠損がある場合や、マニキュアなどが付いている場合は、正しい値が測定できないことがあります。爪の形状や色調が正常な指を選び、装着しましょう。

正常な指に装着しても、プローブと爪の接触がゆるかったり、外れかかったりしていると正しい値は測定できないので、正しく装着しましょう。

プローブ装着後はモニター画面を確認し、波形と数値が正常であるか確認しましょう。

> **アドバイス**
> マニキュアは落とすことが原則です。ジェルネイルなどはすぐに落とせないため、入院前から指導する必要があります。

> **ここに注意！**
> ケーブルが床に垂れ下がると、ケーブルの重さや身体に引っかかってしまうことで患者に負担がかかるので注意しましょう。

▼ プローブの装着

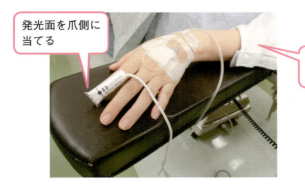

発光面を爪側に当てる

血圧計と反対側の腕に装着する

▼ SpO₂のモニター画面

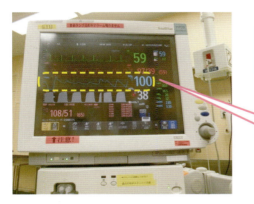

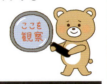

● 波形と数値をチェックする

基準値
96〜99%

正常な波形

4 末梢静脈ルートの確保

　患者入室前までに、あらかじめ点滴セットを準備しておきます。麻酔科医の指示を受け、輸液の種類、患者に適した輸液セット、三方活栓、延長ルートをセットしておきましょう。
　末梢静脈ルートを確保する際は、施行者も介助者も手袋とフェイスシールドを装着します。

> **ここに注意！**
> 輸液をルートに満たす際は、血管内にエア（空気）が入り空気塞栓を起こすリスクを防ぐため、空気を確実に抜いたうえで、接続部のロックにゆるみがないように注意しましょう。

> **アドバイス**
> 使用後の針をすぐに廃棄できるよう、感染性・医療廃棄物ボックスを近くに準備しておきます。

外回り看護業務

穿刺部位は、手背などの末梢静脈を第1選択とし、関節部分を避け、神経や動脈損傷のリスクが少ない部分を選択します。最初に選択した部分に確保できなかった場合は、その部位より中枢を選びます。

> **アドバイス**
> 穿刺は痛みを伴う処置であることを忘れず、患者に声かけを行いながら実施しましょう。

病棟から末梢静脈ルートを確保してきている場合は、点滴漏れがないこと、滴下に問題がないことを、刺入部の腫脹や疼痛の有無で確認しましょう。

ルートの固定方法によっては、体位固定時に上肢の下に巻き込んだり、皮膚を圧迫する場合があるため、必要に応じて再固定を行います。

▼ 末梢静脈ルートを確保する際のポイント

① 点滴刺入

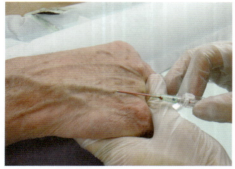

● 神経や動脈損傷のリスクが少ない部位を選ぶ

② 点滴固定

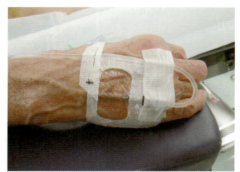

● 皮膚の圧迫などが生じないよう固定する

5 麻酔導入時の介助

麻酔導入時の介助におけるおおまかな流れは、 モニター類の装着 → 純酸素の投与 → 麻酔導入薬の投与 → 気道確保・マスク換気 → 筋弛緩薬の投与 です。

1 BISモニタの装着

適切な麻酔深度を維持し、術中覚醒を防止するとともに、術後に迅速な覚醒を得ることを目的として、BIS（bispectral index）モニタでBIS値を測定します ▶P184。
BISモニタの電極（センサー）は前額部に貼付します。貼付する前には、前額部の汚れや皮脂などをアルコール綿で除去します。また、シールを密着させる際にチクチクとした痛みを生じる可能性があることを患者に説明します。

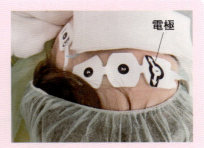
電極

▼ 電極の貼りかた

①前頭部の中央かつ鼻梁から±5cmに❶を貼る
②眉のすぐ上に❹を貼る
③目尻と生え際の間（こめかみ部分）に❸を貼る

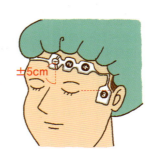

ここに注意！

電極の接続部分が長時間皮膚に接触したり、体位によってコードが顔面の側頭部の下敷きになったりすることで、局所圧迫による皮膚損傷や神経損傷を起こすリスクがあるため、注意しましょう。

2 筋弛緩モニターの装着

筋弛緩状態を評価するため、筋弛緩モニター（TOFウォッチ®）を装着します。筋弛緩モニターは、末梢神経刺激装置によって母指内転筋の収縮反応を見ることで、筋弛緩作用の有無がわかるようになっています。

ここに注意！

加速度トランスデューサーを取り付けた母指（第Ⅰ指）の動きが妨げられないようにするとともに、電極のコードが前腕の下敷きにならないように注意します。手掌の皮膚温が32℃を下回ると運動が低下し、正確なモニタリングができないため、末梢の保温に努めましょう。

外回り看護業務

▼ 筋弛緩モニター装着のポイント

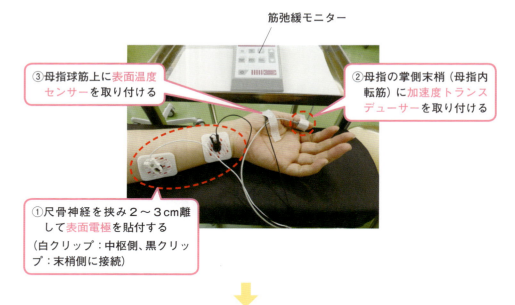

筋弛緩モニター

③母指球筋上に表面温度センサーを取り付ける

②母指の掌側末梢（母指内転筋）に加速度トランスデューサーを取り付ける

①尺骨神経を挟み2〜3cm離して表面電極を貼付する
（白クリップ：中枢側、黒クリップ：末梢側に接続）

3 純酸素の投与

麻酔導入時の枕は、スニッフィングポジション ▶P66 がとれ、気道確保が行いやすいよう、やや高めのものを準備しておきます。マスクのサイズやフィットに問題がないか確認し、患者にあったマスクを準備しておきましょう。ヘッドバンドをすぐ使用できるよう、枕の上に置いて準備されているかを確認しましょう ▶P45 。

まずは、無刺激で安静な状態の把握として、酸素を投与していない状態でのバイタルサインを確認しておきます。次に、マスクを密着させて3〜5分間、純酸素を投与し、動脈血液内の酸素化と肺内の脱窒素を行います。こうすることによって、このあと麻酔導入時の無呼吸による低酸素リスクを最小にします。純酸素投与の開始後は、SpO$_2$が98％以上であることを確認します。

麻酔薬を投与するまでに、挿管物品に不足や不具合がないか、最終確認を行っておきましょう ▶P45 。

> **アドバイス**
>
> マスクをフィットさせることで、患者は圧迫感や息苦しさを感じることがあります。患者のそばに付き添い、酸素を投与していることを説明し、表情や言動に注意して観察しましょう。

4 麻酔導入薬の投与

挿管による血圧上昇や頻脈を予防するため、導入時にはオピオイド（医療用麻薬）を投与し、続いて麻酔導入薬を投与します ▶P182 。麻酔導入薬は患者の体重やBIS値をもとに投与量を調節します。

プロポフォール使用時は血管痛があるため、患者への説明を行うとともに、<u>苦痛症状やバイタルサインの観察</u>を行います。末梢静脈ルートや三方活栓、刺入部、滴下状況を確認し、静脈麻酔薬が確実に投与されているか確認します。

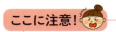

麻酔薬によって循環・呼吸抑制が起こるため、血圧の測定間隔を短くし、常時バイタルサインを観察しましょう。

▼ BIS値と鎮静状態

BIS値	鎮静状態	臨床
100	覚醒	
80〜90	覚醒の可能性あり	軽度〜中等度鎮静
70〜80	強い侵害刺激に反応	覚醒に近く、中等度〜深い鎮静
60〜70	浅麻酔・健忘	術中覚醒の可能性は低いが、否定はできない
40〜60	中等度麻酔・意識なし	手術麻酔の維持に適している
<40	深い麻酔状態	バルビツレート昏睡、超低体温、burst (and) suppression
0	平坦脳波	

5 気道確保・マスク換気

全身麻酔の導入時は自発呼吸が消失しているため、気道確保と同時にバッグマスク法による陽圧換気を行います（迅速導入を除く）。

換気困難、低酸素血症に注意し、バイタルサイン、<u>パルスオキシメーター、カプノメーター</u>を常に観察しましょう。

外回り看護業務

▼ バッグマスク法による陽圧換気の様子

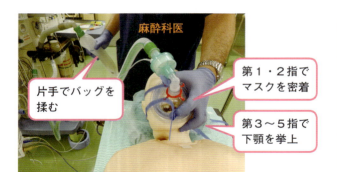

- 片手でバッグを揉む
- 第1・2指でマスクを密着
- 第3〜5指で下顎を挙上
- 麻酔科医

ここも観察
- 患者の意識消失
- 胸郭の挙上
- 胃に酸素が送られていないか（胸の上の掛けものを外して観察できるようにする）

- マスクと頬の隙間から空気が漏れる場合は、その部分を押さえるよう介助する
- 麻酔科医1人での換気が難しい場合は、2人法で換気ができるようマスクを保持する、またはバッグを揉んで介助する

アドバイス

舌根沈下が原因でマスク換気が困難な場合：
経口エアウェイを使用するため、必要時にすぐ使用できるよう準備しておきましょう。

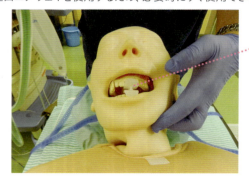

経口エアウェイ

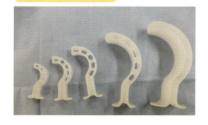

義歯のある患者の場合： 義歯を外したことによりマスクとの密着が悪い場合は、湿らせて丸めたガーゼを頬に挿入します。

▼ カプノメーターのモニター画面

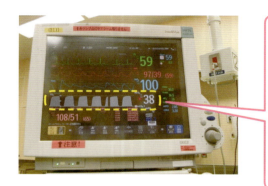

ここも観察

- 波形と数値をチェックする　特に波形が重要！

基準値
40±5mmHg

正常な波形

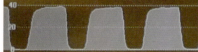

6 筋弛緩薬の投与

麻酔導入し、マスク換気ができることを確認した後に筋弛緩薬を投与します。筋弛緩薬の効果を待ち、十分に麻酔深度が深くなったことを確認します（効果が不十分だと声門閉鎖や喉頭けいれんを起こすことがある）。必要時、筋弛緩の効果を判定するために筋弛緩モニターで確認します。

筋弛緩薬は作用発現までの時間が薬剤によって違います（ベクロニウム臭化物は約3分、ロクロニウム臭化物は約1分～1分30秒、スキサメトニウム塩化物は約1分）。よく使用する筋弛緩薬の種類と薬剤の作用発現時間を理解しておきましょう。投与した薬剤と時間を確認し、麻酔科医とタイミングをあわせて気管挿管の介助を行いましょう。

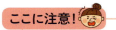

> ここに注意！
> 筋弛緩薬はアレルギーが多いため、麻酔中のアレルギー症状（血圧低下）出現に注意して観察しましょう。

▼ 臨床上で目標とする筋弛緩効果の値

臨床場面		TOFカウント*	TOF
気管挿管時（麻酔導入時）		0/4	0%
麻酔維持中		1/4～3/4	0%
筋弛緩薬の追加	通常	3/4以下	0%
	開腹、頸部手術など	2/4以下	
	深い筋弛緩	PTC5以下	
筋弛緩薬の拮抗開始	ネオスチグミンメチル硫酸塩、アトロピン硫酸塩水和物（アトワゴリバース®）	4/4	40％以上
	スガマデクスナトリウム（ブリディオン®）2mg/kg	2/4	
抜管時あるいは帰室時		4/4	100％以上

＊TOFカウント：4連刺激に対する反応数のカウント

讃岐美智義：麻酔科研修チェックノート改訂第6版，羊土社，東京，2018：143．より引用

6 気管挿管時の介助

気管挿管時の介助におけるおおまかな流れは、 ポジショニング → 喉頭展開 → 気管チューブ挿入・スタイレット抜去 → 人工呼吸器回路の接続 → カフの固定 → 気管挿管の確認 → 気管チューブの固定 です。

1 スニッフィングポジションの保持

麻酔科医の操作しやすいベッドの高さにあわせ、7～9cm程度の少し高めの枕を用いて頭部後屈し、下顎を前方に出した状態（スニッフィングポジション）をとります。

外回り看護業務

> **Word**
> スニッフィングポジション：何かにおいをかぐような首の位置といわれている。枕の高さを調節して、口腔軸・咽頭軸・喉頭軸の3本の軸が近づき、一直線に近づくとよいとされる

▼ 自然位とスニッフィングポジションの比較

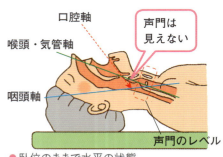
自然位
- 臥位のままで水平の状態

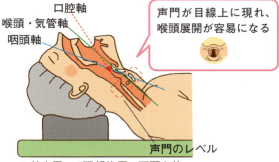
スニッフィングポジション
声門が目線上に現れ、喉頭展開が容易になる
- 枕を用いて頭部後屈・下顎を前方に出した状態

2 喉頭展開
①喉頭鏡を渡す

麻酔科医が下顎を挙上し、開口ができたら左手に喉頭鏡を受け取り、口腔の正中より右側から挿入し喉頭展開します。

看護師は喉頭鏡を点灯し、ブレードの先端を足元に向け、麻酔科医が持ち変えることなく、そのまま挿入できるように渡します。

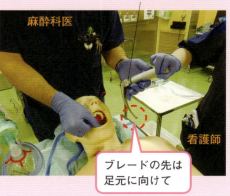

点灯した喉頭鏡
麻酔科医
看護師
ブレードの先は足元に向けて

> **アドバイス**
> 口腔内の分泌物が多い場合は、すぐに吸引が行えるよう吸引器を準備しておきましょう。

3 喉頭展開
②ブレード挿入時の介助

ブレード挿入時に、歯牙とブレードの間に上口唇や舌が入って損傷しないよう観察し、必要時には指で避けるなどの介助を行いましょう。声門の確認が困難な場合は、BURP（バープ）を行うことがあります。

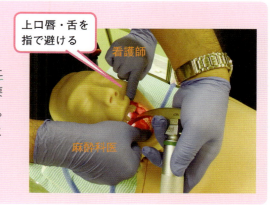

> 上口唇・舌を指で避ける
> 看護師
> 麻酔科医

Word

BURP：甲状軟骨部分を背側 (backward)、上方 (upward)、患者の右側 (rightward) に圧迫 (pressure) すること

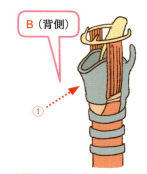
B（背側）

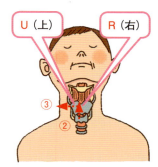
U（上）　R（右）

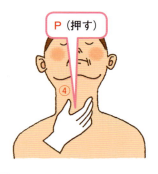
P（押す）

4 喉頭展開
③挿管困難の対応

全身麻酔や筋弛緩薬は、筋肉を弛緩させ挿管させやすい状態にします。しかし、頸部気道を支える筋肉を弛緩することで、気道を閉塞させる場合もあります。

挿管困難が予測される因子として、気道閉塞症状、肥満、開口障害、小顎症、**Mallampati分類**でクラスⅢまたはⅣなどがあります。また、**Cormack&Lehane分類**ではグレードⅢまたはⅣは喉頭展開が困難な状態であり、挿管困難が予測されます。応援者を呼び、別の器具を準備するなど、迅速な対応が必要になります。

外回り看護業務

▼ Mallampati分類

- 術前に気管挿管が困難かどうかを推測するための診察所見の1つ
- 4段階の分類法で、開口時に口蓋弓、軟口蓋、口蓋垂が見えにくいほど挿管困難となる確率が高い

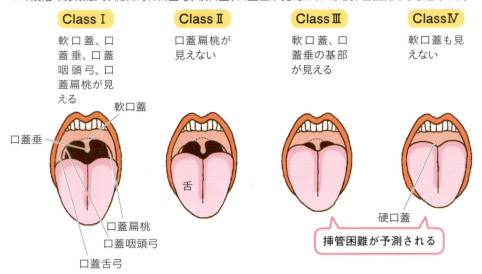

Samsoon GL, Young JR. Difficult tracheal intubation: a retrospective study. *Anaesthesia* 1987；42(5)：487-490.

▼ Cormack&Lehane分類

- 喉頭鏡下における声門所見
- 気管挿管の難易度との相関があり、声門が見えにくいほど挿管困難となる確率が高い。低グレードでも状況により挿管困難となる場合もある

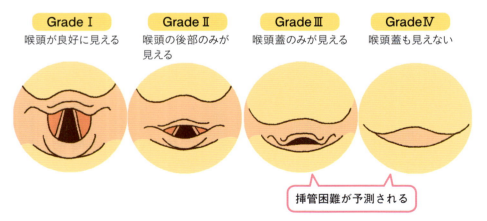

Samsoon GL, Young JR. Difficult tracheal intubation: a retrospective study. *Anaesthesia* 1987；42(5)：487-490.

5 気管チューブの挿入

麻酔科医は、喉頭展開で声門を直視できたら、喉頭から目を離さないように気管チューブを右手に受け取り、右口角から挿入します。看護師は気管チューブを手渡し、必要に応じて開口を介助します。

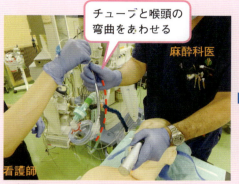
チューブと喉頭の弯曲をあわせる
麻酔科医
看護師
● 気管チューブの回路接続コネクター付近を持ち、気管チューブの弯曲を喉頭の解剖にあわせて手渡す

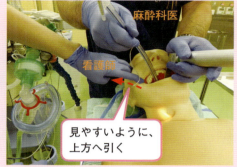
麻酔科医
看護師
見やすいように、上方へ引く
● 患者の右口角を外側へ、もしくは右上口唇を上方へ引き、視野を広げる

6 スタイレットの抜去

気管チューブの先端が声門を1～2cmほど通過した直後に、麻酔科医からスタイレットを抜く合図があります。看護師は声かけし、気管チューブを固定した状態でスタイレットが弧を描くように抜去します。抜去が完了したら「抜きました」と声をかけます。

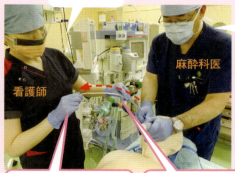
抜きました
スタイレット抜きます
看護師　麻酔科医
右手：弧を描くようにスタイレットを抜く
左手：気管チューブを固定

ここに注意！
抜去が早すぎると気管チューブの挿入が困難になり、遅すぎると気管を傷つける危険があります。スタイレットとともに気管チューブも抜けてしまう可能性があるため、気管チューブをしっかり固定しながら、麻酔科医へ声かけをして抜去しましょう。

> 外回り看護業務

7 人工呼吸器回路とチューブの接続

麻酔科医は、気管チューブを適切な位置に進めたら喉頭鏡を口腔内から抜き、気管チューブを保持します。看護師は、回路と気管チューブを接続します。

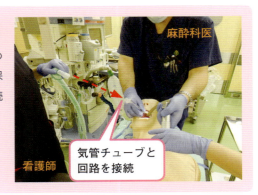

気管チューブと回路を接続

ここに注意!
接続時に気管チューブが固定されていないと、気管チューブの深さが変わったり、抜けてしまったりする危険があるので、必ず麻酔科医が保持していることを確認しましょう。

8 カフの固定

回路を接続後、麻酔科医はバッグを加圧し、用手的に換気を再開します。看護師は、空気漏れの音を確認しながら、シリンジで1mLずつカフに空気を注入します。

空気漏れがなくなった時点の最小のカフ量に調整し、気管粘膜に過度の圧を加えないようにするため、カフ圧計でカフ内圧が適正値（20～30cmH$_2$O）となるように調節します。

ここに注意!
カフ内圧が高すぎる場合：気管粘膜の虚血によって、気管浮腫や術後の嗄声、反回神経麻痺の原因となります。
カフ内圧が低すぎる場合：気管に分泌物が流入し、誤嚥を起こす危険があります。

▼ カフへの空気注入

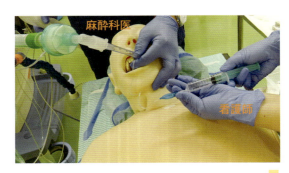

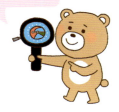

20～30cmH$_2$Oとなるようにカフ圧計で調節しよう！

9 気管内挿管できていることの確認

気管チューブが気管内に挿入されたことを確認するために、胸郭が左右均等に上下し、呼気時に気管チューブのくもりがあることを確認します。

さらに、カプノメーターの波形が換気にあわせて連続的に検出されていることを確認します▶P64。また、麻酔科医は両肺野と心窩部の聴診を行い、適切に気管チューブが挿入され、換気ができていることを確認します。

▼ 気管チューブ内に発生するくもりの確認

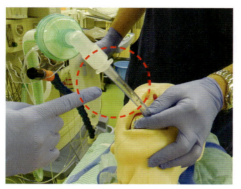

呼気時にくもりが見えるかチェック

バッグ加圧時の胸郭の動き	気管チューブの内腔		
加圧すると上がる 加圧を解除すると下がる	くもる	➡ 気管内に挿入されている	○
左右差を生じる (挿入された気管支側だけが換気されるため)	くもる	➡ 片肺挿管かも!?	×
動きが見られない	くもらない	➡ 食道挿管かも!?	×

ゴボゴボ音が聞こえる

▼ 挿管後の聴診

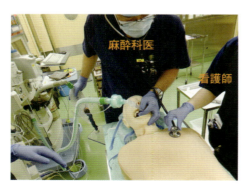

● 両肺野と心窩部を聴診するため、介助する

外回り看護業務

10 気管チューブの固定

麻酔科医は、いったん気管チューブと回路の接続を外し、気管チューブを適切な深さ（成人女性20〜22cm・男性21〜23cm）であるか確認し、通常は右口角にチューブを寄せ、テープで頬部に固定します。必要に応じてバイトブロックも挿入し、テープで固定します。

看護師は、固定時に気管チューブの位置が変わらないよう観察しましょう。

①気管チューブの深さを確認して固定する

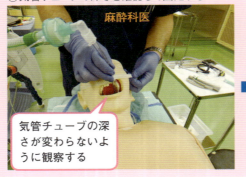

気管チューブの深さが変わらないように観察する

②2本目のテープを巻き、確実に固定する

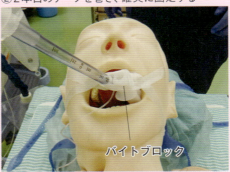

バイトブロック

アドバイス

テープを貼付する部位の皮膚状態を観察し、必要に応じて皮膚保護剤（リモイス®コートなど）を塗布し、皮膚トラブルを防ぎます。

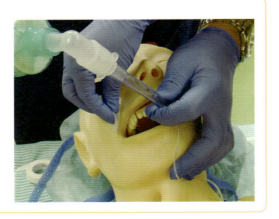

気管挿管後〜手術開始

1 カテーテル類の挿入

1. 胃管

麻酔科医がすみやかに胃管を挿入できるよう、必要物品を準備します。

胃管は鼻腔より45〜55cm進め、胃内へ挿入します。胃内容物を吸引し、胃泡音を聴取することで、カテーテルが胃内に挿入されたことを確認します。吸引や聴診器がすぐに使えるよう準備しておきましょう。

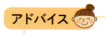

> **アドバイス**
> 手術では減圧目的で胃管を挿入するため、**太いサイズ（14～16Fr）** を選択します。

2. 尿道留置カテーテル

尿道留置カテーテルが挿入しやすいように準備し、清潔にキットを開封します。

尿道留置カテーテル挿入後は、必ずカテーテル内に尿流出があるかを確認してからバルーン内に蒸留水を注入し、カテーテルを固定します。留置後は、術式に応じ手術の妨げにならない位置、かつ尿がスムーズに流れ、術中の管理がしやすいようにカテーテルを配置しましょう。

▼尿道留置カテーテルの配置

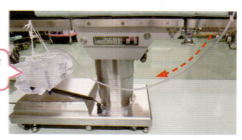

尿が逆流せず、手術の妨げにならないよう配置

3. 動脈留置カテーテル

麻酔科医がすみやかに動脈留置カテーテルを留置できるように、必要物品を準備します。測定キット内の確実なエア抜きと、各接続部のゆるみがないかを確認し、加圧バッグを300mmHgに設定します。

動脈穿刺後、逆血が確認できたら、麻酔科医が刺入部の圧迫を行いながらカテーテルの内筒を抜きます。看護師は動脈血が漏れないよう確実に回路を接続します。誤抜去を防ぐためにも麻酔科医と声をかけ合いながら、手を離さないよう注意しましょう。

▼動脈留置カテーテルの準備物品

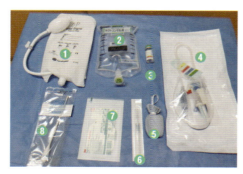

❶加圧バッグ
❷乳酸ナトリウム加リンゲル液500mL
❸ヘパリンナトリウム（抗凝固薬）
❹動脈ラインセット
❺動脈ライン用手枕（手首を伸展させる目的で使用）
❻シリンジ・針
❼固定用ドレッシング材
❽滅菌綿棒

外回り看護業務

　回路を接続したらシリンジで回路内のエアを抜き、モニターの波形が出ていることを確認します。波形が正常に出ていることを確認しながら、フィルム材で刺入部を固定し、ループを作成して回路を固定します。必要に応じてシーネを使用し、正常な波形が維持できるようにします。

▼ 動脈留置カテーテルの実際

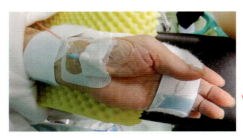

● 刺入部の観察が容易にでき、かつ正常な波形が維持できるように固定する（必要に応じてシーネを使用）

▼ Aライン波形の観察

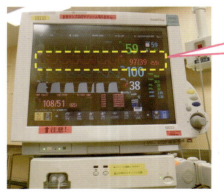
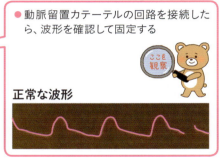

● 動脈留置カテーテルの回路を接続したら、波形を確認して固定する

正常な波形

2 予防的抗菌薬の投与

　SSI予防のために、**執刀開始の30～60分前**に予防的抗菌薬の投与を開始します。指示により手術室へ持参し、手術室内で投与開始する場合があります。術前の指示をよく確認し、執刀開始までに投与できるようにしましょう。

　投与時は、投与指示とアレルギーのダブルチェックを行い、投与開始しましょう。

3 深部静脈血栓症の予防

　周術期は、安静や麻酔中の筋弛緩作用による下肢筋肉の**ポンプ作用の低下**（血液が流れにくくなる）、手術操作での血管壁の障害やサイトカイン放出による**静脈内膜の炎症**、手術侵襲による**血液凝固能の亢進**（血液が固まりやすくなる）などにより、深部静脈血栓症（DVT）のリスクが高くなります。

　離床時に下肢で生じた血栓が遊離し、肺動脈に詰まり、肺血栓塞栓症（PTE）▶P115 を発

症する危険性があります。

静脈血栓塞栓症（VTE）を予防するため、患者のリスクレベルをアセスメントし、リスクにあわせた予防法（早期離床や弾性ストッキング、間欠的空気圧迫法〈IPC〉の使用、抗凝固療法など）を医師の指示のもと実施しましょう。

VTE：venous thromboembolism、静脈血栓塞栓症
IPC：intermittent pneumatic compression、間欠的空気圧迫法

▼各領域のVTEのリスクの階層化

リスクレベル	一般外科・泌尿器科・婦人科手術
低リスク	60歳未満の非大手術 40歳未満の大手術
中リスク	60歳以上、あるいは危険因子のある非大手術 40歳以上、あるいは危険因子がある大手術
高リスク	40歳以上のがんの大手術
最高リスク	VTEの既往あるいは血栓性素因のある大手術

総合的なリスクレベルは、予防の対象となる処置や疾患のリスクに、付加的な危険因子を加味して決定される。付加的な危険因子（下表）をもつ場合にはリスクレベルを1段階上げることを考慮する。大手術の厳密な定義はないが、すべての腹部手術あるいはその他の45分以上を要する手術を大手術の基本とし、麻酔法、出血量、輸血量、手術時間などを参考として総合的に評価する

▼一般外科・泌尿器科・婦人科手術（非整形外科）患者におけるVTEのリスクと推奨される予防法

リスクレベル	推奨される予防法
低リスク	早期離床および積極的な運動
中リスク	早期離床および積極的な運動 弾性ストッキングあるいはIPC
高リスク	早期離床および積極的な運動 IPCあるいは抗凝固療法*,†
最高リスク	早期離床および積極的な運動（抗凝固法*とIPCの併用）あるいは（抗凝固療法*,†と弾性ストッキングの併用）

*腹部手術施行患者では、エノキサパリン、フォンダパリヌクス、あるいは低用量未分画ヘパリンを使用。予防の必要なすべての高リスク以上の患者で使用できる抗凝固薬は低用量未分画ヘパリン。最高リスクにおいては、低用量未分画ヘパリンとIPCあるいは弾性ストッキングとの併用。必要ならば、用量調節未分画ヘパリン（単独）、用量調節ワルファリン（単独）を選択する
エノキサパリン使用法：2,000単位を1日2回皮下注（腎機能低下例では2,000単位1日1回投与を考慮）、術後24～36時間経過後出血がないことを確認してから投与開始（参考：わが国では15日間以上投与した場合の有効性・安全性は検討されていない）。低体重の患者では相対的に血中濃度が上昇し出血のリスクがあるので、慎重投与が必要である
フォンダパリヌクス使用法：2.5 mg（腎機能低下例では1.5 mg）を1日1回皮下注、術後24時間経過後出血がないことを確認してから投与開始（参考：わが国では腹部手術では9日間以上投与した場合の有効性・安全性は検討されていない）。体重40 kg未満、低体重の患者では出血のリスクが増大する恐れがあるため、慎重投与が必要である
†出血リスクが高い場合は、抗凝固薬の使用は慎重に検討しIPCや弾性ストッキングなどの理学的予防を行う

▼VTEの付加的な危険因子の強度

危険因子の強度	危険因子
弱い	肥満、エストロゲン治療、下肢静脈瘤
中等度	高齢、長期臥床、うっ血性心不全、呼吸不全、悪性疾患、中心静脈カテーテル、がん化学療法、重症感染症
強い	VTEの既往、血栓性素因、下肢麻痺、ギプスによる下肢固定

血栓性素因：アンチトロンビン欠乏症、プロテインC欠乏症、プロテインS欠乏症、抗リン脂質抗体症候群など

日本循環器学会, 日本医学放射線学会, 日本胸部外科学会他：肺血栓塞栓症および深部静脈血栓症の診断, 治療, 予防に関するガイドライン（2017年改訂版）, 2018：70. http://j-circ.or.jp/guideline/pdf/JCS2017_ito_h.pdf.（2019.9.10.アクセス）より許諾を得て転載

外回り看護業務

▼ 弾性ストッキングと間欠的空気圧迫法の比較

	弾性ストッキング	間欠的空気圧迫法
方法 （製品は一例）	・下肢を圧迫して静脈の総断面積を減少させることで静脈の血流速度を増加させ、下肢への静脈うっ滞を減少させる レッグサイエンス （写真提供：日本メディカルネクスト株式会社）	・機械的に足底もしくは下腿を圧迫して血流を生じさせ、下肢への静脈うっ滞を減少させる フロートロン・エクセル BLUE （村中医療器株式会社）
使用のポイント	・患者下肢のサイズにあったストッキングを選択する ・シワ、ねじれのないように装着する	・正しく圧がかかるよう、カフはゆるすぎたりきつすぎたりしないように装着する ・不適切な装着は、下肢の血行障害や腓骨神経麻痺を発症する可能性がある。カフ上端の位置に注意し、指が2、3本入るくらいの余裕をもって装着する ・皮膚トラブルのリスクがあるため、定期的に皮膚を観察する
注意点	・正しく装着しなければ、予防効果が減少する	・末梢循環障害や神経障害のある患者に対しては慎重に使用する必要がある ・下肢にDVTのある患者の場合は、血栓を遊離させPTEを起こす要因となるため使用禁忌

4 手術体位の固定（ポジショニング）

　手術体位の条件として、十分な術野が得られ、手術操作も無理なく行えること、循環器系・呼吸器系の機能を障害しないこと、神経系の障害を残さないこと、患者にとって安楽な姿勢であること、人としての尊厳が保たれることを念頭に、安全で安楽な体位固定を行う必要があります。

▼ ポジショニングにおける看護のポイント

時期	看護のポイント	チェックポイント
術前	・術式や手術部位により、ルート確保、モニター装着の位置などを確認する ・術前情報（患者の年齢や身長、体重、麻痺の有無、栄養状態、術前外来の情報など）をもとに、使用安楽物品を決定、場合により体位を医師に相談し考慮する	□ルートや血圧計は反術野側・健側に装着されている？ □心電図の電極は術野を避けて貼ってある？ □コードや接続部分は、身体の下に敷かないように、圧迫されない部位に装着されている？
体位変換時	・体位変換時は循環血液量が変動するため、血圧の変動に注意し、できるだけ多人数で行う ・挿管チューブの屈曲やずれ、点滴やバルーンカテーテル、ドレーン類の抜去などの事故を伴いやすいため、細心の注意を払って行う	□腹部の圧迫はない？ □体位変換による影響はない？
体位固定時	・適切な体位固定が行われているか確認する ・手術中のローテーションを考え、上下肢は抑制帯で固定し、転落を予防する ・手台や手術台、離被架などの金属部分にじかに皮膚が触れることで、電気メスなどからの漏電による火傷を引き起こすことがあるため注意する ・患者のプライバシーを保ち、不必要な露出は避ける ・内シャントがある患者は、術前後のシャント音の観察（閉塞はないか）、スリルや音を確認。必要時、医師の体による圧迫を防ぐため、専用の保護器を当てたり、オルテックス®（ギプス用包帯）にて保護する。麻酔科医師によってはシャント部にSpO₂モニターを貼付し、モニタリングすることもある	□安楽な体位が保持されている？ □胸郭は圧迫されていない？ □表在神経の圧迫がない？ □体圧がかかりやすい部位（褥瘡好発部位）が除圧されている？ □すべての関節部が過伸展になっていない？ □シーツのしわや、消毒薬による汚染・湿潤がない？ □体圧分散のために、適切な褥瘡予防具の選択はできている？ □皮膚と皮膚の密着はない？ □離被架・固定具・開創器の支持棒などによる圧迫はない？（必要時、ウレタン枕やボアシーツなどを用いて保護する）

外回り看護業務

▼ 手術体位による影響

手術体位	神経圧迫を受けやすい部位	圧迫部位	呼吸器系への影響	循環器系への影響
仰臥位	腕神経叢 橈骨神経 尺骨神経 総腓骨神経	後頭部 肩甲骨部 肘関節部 仙骨部 踵部	・腹腔内臓器により横隔膜が押し上げられ、立位時に比べて換気量が10%低下 ・背面の肺に無気肺が生じやすい	・影響はほとんどみられない
砕石位	坐骨神経 腓骨神経 （股関節の過度の屈曲・伸展・外転により、坐骨神経・大腿神経・閉鎖神経の障害）	後頭部 肩甲骨部 肘関節部 仙骨部 膝窩部（下肢の動脈血流が妨げられ、コンパートメント症候群を引き起こす恐れがある）	・下肢の挙上・屈曲に伴い、腹腔内臓器が押し上げられ、腹圧が上昇し、横隔膜運動が抑制されることにより、換気量は減少する ・さらに頭低位が加わると、機能的残気量が減少し、肺血流量は増加する	・片足を挙げることにより肺血流量が200〜400mL増加し、血圧変動を起こす恐れがある ・術後、下肢を下ろすと500〜800mLの血流が下肢に流れ込み、低血圧を起こす可能性がある
側臥位	顔面神経 上腕神経 橈骨神経 尺骨神経 腓骨神経	頬部 耳介部 肩部 腸骨部 大転子部 膝部 内・外果部	・肺活量低下 ・下側肺の肺容量低下 ・横隔膜運動の制限 ・低位肋骨の運動制限	・重力の影響で下側の肺の血管圧上昇 ・肺血液量の増加（循環動態への影響は少ない） ・右側臥位では静脈還流が減少し、血圧低下が起こる
腹臥位	顔面神経 迷走神経 上腕神経 橈骨神経 尺骨神経 大腿神経 腓骨神経	前額部 頬部 前胸部 腸骨部 恥骨部 膝部 足背部	・機能的残気量は率維持と比較して-12% ・胸郭の動きが制限される ・腹圧がかかりやすく、横隔膜の運動も制限され、ガス換気障害が起こりやすい	・循環動態への影響は少ない ・下大静脈や大腿静脈の圧迫で、静脈還流障害、DVTを起こしやすくなる

▼ 発生頻度の高い神経障害部位

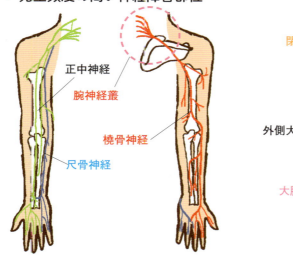
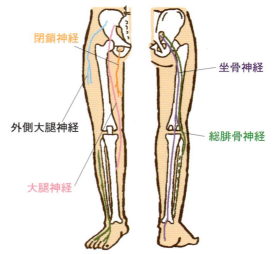

1. 仰臥位のポジショニングのポイント

仰臥位は最も基本的な体位で、前頭部・顔面・口腔内・頸部・胸部・腹部・上肢・下肢前面などの幅広い手術に適応されます。

必要物品として、頭部枕、上肢用・下肢用抑制帯、下肢用除圧枕などを準備します。

● 体位固定時の注意点

① ベッドへ臥床する前に、背部に**発赤**や**骨突出部**などがないことを観察します。すでに発赤がある場合や、骨突出が過剰にある場合はフィルム材を貼付します。
② 体位固定前、患者を持ち上げ、**シーツのしわ**を伸ばし、垂直にベッドへ戻す（置きなおし）ことで、**皮膚のずれ**を解除します。
③ 後頭部は加重が大きい部分のため、**除圧素材の枕**に交換し、除圧を図ります（円座は中心部分の循環障害によって、脱毛が生じるため、使用しない）。
④ 上肢を外転位で固定する場合は手台と手術台の高さをあわせ、肩関節外転は **90°以下**とし、腕神経麻痺を防ぎます。肘関節は **20°程度屈曲**、前腕は**回内・回外中間位**とし、尺骨神経麻痺を防ぎます。上肢の抑制は、正中神経麻痺の原因となる**肘部・手根部の圧迫**を避けます。
⑤ 下肢は、大腿・下腿下に**枕**を挿入し、股関節を**軽度屈曲**することで腰痛を防止するとともに、腓骨神経麻痺を防ぎます。また、踵を**軽度浮かせる**ことで褥瘡を予防します。

▼ 仰臥位の褥創好発部位

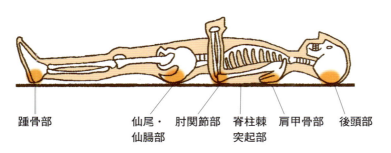

外回り看護業務

2. 側臥位のポジショニングのポイント

側臥位は、主に肺や食道などの側開胸手術、股関節手術、脊椎前方手術、腎臓摘出手術、脳神経外科系手術などに適応されます。

必要物品として、側臥位用頭部枕、腋窩用枕、下肢枕、上肢台、支持器、固定具、除圧用具を準備します。側臥位を固定する物品は複数必要なため、不足がないことを確認し、すみやかに使用できるよう準備しておきましょう。

> **アドバイス**
> 準備の段階で、固定具の破損がないかなど点検を行い、使用しやすいようネジなどはゆるめておきましょう。

▼ 側臥位のポジショニングにおける注意点

頭部

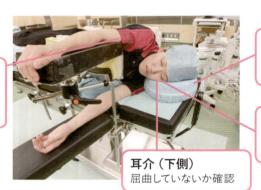

- **腋窩（上側）**: 腋窩と腋窩用枕の間に、こぶしが入るくらいのスペースがあることを確認
- **枕の高さ**: 頭部と脊柱が水平になるように保つ
- **眼球**: 圧迫されていないか確認
- **耳介（下側）**: 屈曲していないか確認

上半身

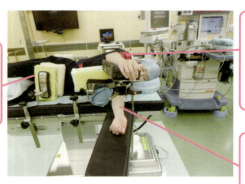

- **体幹**:
  ・支持器と皮膚の間に除圧用具を挿入
  ・特に、腹部や陰部、乳房を圧迫しないよう注意
- **上肢（上側）**: 肩よりも挙上せず、肩関節は90°以上屈曲させない（側開胸手術の際は、術野確保のため挙上する場合もある）
- **上肢（下側）**:
  ・前方挙上90°以内
  ・手台の高さは手術台と水平にする

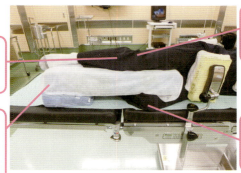

下半身

下肢（上側）
膝関節30°の屈曲位で自然に伸ばした状態

下肢用枕
圧迫を避けるため、下肢の間には側臥位用の下肢枕を挿入

腓骨（上側）
抑制帯で固定時、腓骨小頭の圧迫がないか確認

下肢（下側）
・股関節30°屈曲
・膝関節90°屈曲

▼ 側臥位の褥瘡好発部位

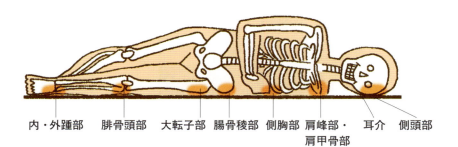

内・外踝部　腓骨頭部　大転子部　腸骨稜部　側胸部　肩峰部・肩甲骨部　耳介　側頭部

3. 腹臥位のポジショニングのポイント

　腹臥位は主に、脊椎後方手術、脳神経外科手術、骨髄採取、背部手術、下肢の後面手術などに適応されます。

　必要物品として、頭部固定用枕・体幹固定具・除圧用具を準備します。腹臥位で使用する頭部・体幹固定具は、さまざまな種類があります。手術部位や術式に応じた物品を選択しましょう。

▼ 腹臥位のポジショニングにおける注意点

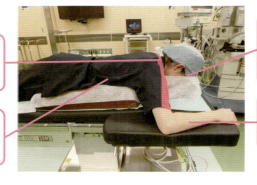

上半身

頸部
頸椎の過度な屈曲・伸展がないか確認

体幹
腹部、腋窩、乳房、陰部の圧迫がないことを確認

顔面
眼球圧迫や口唇、チューブ類による圧迫がないか確認

上肢（挙上する場合）
・肩関節90°外転
・肘関節90°屈曲

外回り看護業務

▼ 角膜保護用テープ（一例）

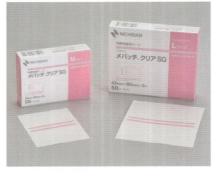

メパッチ™クリアSG
（ニチバン株式会社）

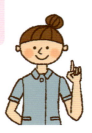

角膜保護のため、角膜保護用テープを用いて閉眼させます

下半身

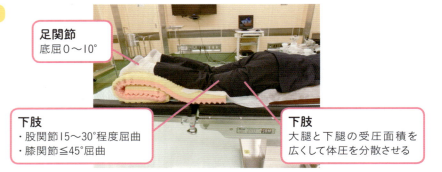

足関節
底屈0〜10°

下肢
・股関節15〜30°程度屈曲
・膝関節≦45°屈曲

下肢
大腿と下腿の受圧面積を広くして体圧を分散させる

4. 砕石位のポジショニングのポイント

砕石位は主に泌尿器科、婦人科、外科の直腸手術などに適応されます。
必要物品として、下肢挙上用具（レビテーター）を準備します。

> ここでチェック！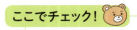
> 腹腔鏡下手術が主流になっている近年では、砕石位での手術がとても増えています。

●体位固定時の注意点
①頭部・上半身・上肢の固定は仰臥位に準じます。
②仙骨部に最も体圧がかかるため、除圧用具を使用します。
③股関節は、生理的な可動域内で保持します。
④レビテーターが適切に着用できているか確認します。

> **ここに注意!**
> 下肢を挙上する際は、坐骨神経の牽引や股関節の脱臼を起こす危険があるため、両足を同時にゆっくりと行います。ただし、心疾患がある場合は負荷を考慮し、片足ずつゆっくり行いましょう。
> 腹腔鏡下手術では、視野確保のため頭低位や左右のローテーションを行いますが、長時間手術となることが多いため、身体のずれが生じる可能性があります。術式に応じて、体幹の固定具を使用し、体位の崩れを予防します。

▼ 砕石位のポジショニングにおける注意点

下半身

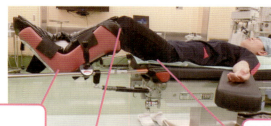

レビテーター
- ブーツに踵がフィットしているか確認
- 腓骨神経が圧迫されていないか確認

下肢
- 股関節≦45°屈曲、≦45°外転
- 膝関節≦90°屈曲

仙骨部
骨突出が著明な場合は、皮膚保護材や皮膚のずれを防止する素材なども併用

> **ここでチェック!**
> 腹腔鏡による結腸切除術などでは、砕石位に加えて**ラパロ体位**（頭低位、右傾斜）にベッドをローテーションします。身体のずれ、落下を防ぐため、支持器などで体幹を支えます。ベッドローテーションによる背部皮膚のずれや、支持器による圧迫によって、身体損傷を起こすリスクが高いので注意が必要です。

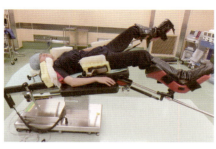

●ラパロ体位

外回り看護業務

5 周術期低体温の予防

体温は、約37.0℃で一定になるように調整されていますが、麻酔によって身体のなかで熱の分布が変わり、末梢から体温が放散され、体温調節機能が障害されます。加えて手術中に露出した体腔、腹腔鏡手術の気腹、輸液などさまざまな要因で体温が奪われ、中枢温が低下します（再分布性低体温）。

体温低下を予防するためには、患者入室時から温風式加温装置などを使用し、加温することで末梢温を高く保つ必要があります。

麻酔導入時から体温モニターを装着し、中枢温のモニタリングを行います。

温風式加温装置のブランケットには、全身用、上肢用、下肢用、アンダーブランケット、小児用などの種類があるため、手術体位や手術部位に応じて準備します。

中枢温：体温中枢である視床下部を循環している血液の温度（37.0℃前後）。術中の体温管理は中枢温で評価する
末梢温：皮膚温などで簡単に測れる体温。中枢温より0.3〜0.4℃低い

▼ 熱の喪失ルート

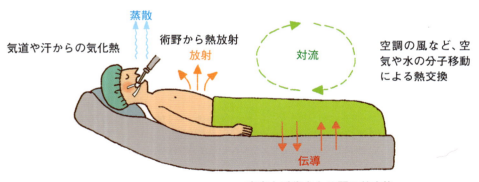

▼ 再分布性低体温のメカニズム

無麻酔

無麻酔におけるヒトの体温の分布は、末梢血管が適切に収縮している状態で、皮膚温や四肢末梢の組織温は低めとなっているが、中枢温は一定に保たれている

麻酔

無麻酔状態で温度が低かった末梢組織によって、中枢から流れてきた血液は冷やされ、また中枢に戻っていく

麻酔導入後

麻酔導入後約1時間で0.5〜1.5℃中枢温は下がり、反対に末梢温は上がるため、四肢末梢は温かく感じられるようになる

→ 再分布性低体温が起こる

末梢血管収縮状態
- 皮膚温 28〜32℃
- 中枢温 37℃
- 末梢組織温 31〜35℃

麻酔導入後約1時間で 0.5〜1.5℃の中枢温低下

末梢血管拡張状態
- 皮膚温 32〜34℃
- 中枢温 36℃
- 末梢組織温 33〜35℃

麻酔作用で末梢血管が拡張し、中枢で保たれていた温かい血液が末梢により多く流れて冷やされ、その血液がまた中枢に戻ることで温度が下がる

末梢組織は、中枢の温かい血液が流れることで温かくなっていく

▼ 体温モニター

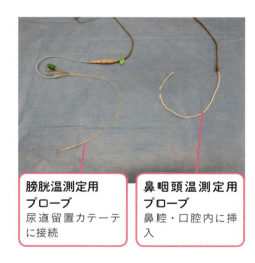

- **膀胱温測定用プローブ** 尿道留置カテーテルに接続
- **鼻咽頭温測定用プローブ** 鼻腔・口腔内に挿入

▼ 温風式加温装置（全身用）

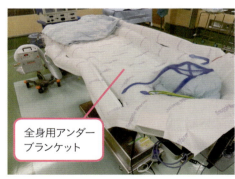

全身用アンダーブランケット

● 患者入室前より加温装置を作動させ、手術ベッドや掛けものを温めておく

外回り看護業務

手術中

1 手術部位の消毒

手術部位の皮膚消毒には、クロルヘキシジングルコン酸塩やアルコール配合薬、ポビドンヨードなどが最もよく用いられます。禁忌でなければ、アルコールベースの消毒薬の使用が推奨されています。

> **ここに注意!**
> アルコール含有製品は、**引火の危険性**があるため、電気メスやレーザーを使用する前に十分な時間をとり、完全に揮発させます。

皮膚消毒を行う前に、まず皮膚の汚染を取り除きます。皮膚消毒は切開予定部位から開始して、同心円を描くように消毒薬を塗布します。消毒範囲は、追加切除の可能性がある部位やドレーン挿入部位までを考慮し、十分に広く行いましょう。

> **ここに注意!**
> 患者に装着している駆血用カフ、心電図電極や対極板の皮膚接触面、シーツとの接触面に消毒液が溜まると、**薬剤による熱傷**が起こることがあるため、消毒薬の垂れ込み防止を行うなど注意が必要です。

2 水分出納バランスの管理

手術侵襲が加わると、内分泌系・循環系が著しく変動します。手術中や術後には細胞外液（水分・電解質）が血管外へ移動し、循環血液の一部としての機能を喪失した状態としてサードスペース 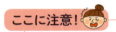 を形成します。そのため、細胞外液補充液（リンゲル液）の投与が必要になります。しかし、血管内には投与量の1/4〜1/3しか残らないことを理解し、輸液を管理する必要があります。

麻酔科医は、サードスペースへの移行量と、出血量や尿量を1つの指標として輸液管理を行っています。出血量は、術野の血液を含んだガーゼを計測し、ガーゼ総量を差し引いたものと、吸引瓶に吸引された血液を測定します。

急激な出血などが発生した場合は、時間で区切って報告するのではなく、変化が生じた時点ですみやかに連続的に報告することが必要です。また、ガーゼや吸引以外への出血にも注意し、測定方法を検討して正確な値を把握していきます。

術中の尿量チェックは、30〜60分間隔で行い、循環系機能や血管内容量をモニタリングします。

▼ 出血量の測定

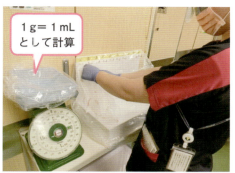

1g＝1mL
として計算

● 術野の血液を含んだガーゼを計測し、ガーゼ総量を差し引く

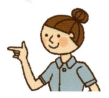

ガーゼの水分が蒸発するため、長時間放置せず、15〜30分に1回程度の間隔で測定します

3 術中に起こる身体損傷の予防

　手術中のローテーションによる**良肢位の乱れ**や術者による**圧迫**がないか、また血流の阻害がないか、**末梢の冷感や爪の色**に注意して観察します。

　同一部位の長時間の圧迫を予防するため、定期的に減圧を図ります。しかし、患者の微動が術野に大きく影響する場合もあるため、術野を確認しながら行いましょう。

▼ 術中除圧の様子

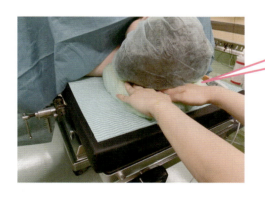

枕を押し下げる（プッシュダウン）、または頭部を持ち上げることで除圧する

4 術中の体温管理

　手術中は、露出した体腔や腹腔鏡手術の気腹、腹腔内の洗浄、輸液などさまざまな要因で体温が奪われます。反対に、術野からの熱放散が少なく、覆布により全身が覆われる頭頸部の手術や小児の場合は、**うつ熱**を起こす場合もあります。

　悪性高熱症はまれな疾患ですが、揮発性吸入麻酔薬、脱分極性筋弛緩薬により誘発され、細胞内代謝が異常に亢進し、全身症状が起こり、重篤な状態に陥ります。

　手術中は中枢温を継続的にモニタリングするとともに、四肢の冷感も確認し、麻酔科医と相談しながら加温装置や掛けものの調節を行いましょう。

外回り看護業務

▼ 悪性高熱症の診断基準と治療法

診断基準
・麻酔中体温が40.0℃以上
・麻酔中15分間に0.5℃以上の体温上昇で、最高温度が38.0℃以上
・血清カリウム、CK、AST、ALT、LDHの上昇
・異常な発汗
・原因不明の頻脈、不整脈、血圧変動
・呼吸性および代謝性アシドーシス
・血液の赤色化
・動脈血酸素分圧（PaO_2）の低下
・筋硬直
・異常な出血傾向
・ポートワイン尿（ミオグロビン尿）

治療法
・吸入麻酔薬の中止
・純酸素による過換気
・ダントロレンナトリウム水和物（ダントリウム®）投与
・麻酔器の交換
・冷却
・アシドーシスの補正
・不整脈の治療
・治療薬の投与
・高カリウム血症の治療

▼ 体温触診の様子

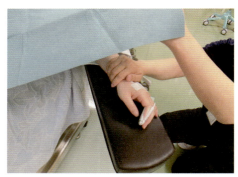

● 四肢の冷感を確認する

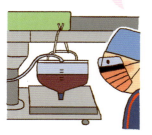

ポートワイン尿（褐色の尿）が出ている？

5 検体の管理

　検体は、診断や治療法の決定に不可欠なものであるため、摘出された臓器や検体の検査目的、内容を理解し、慎重に取り扱う必要があります。摘出された検体の名称・個数・保管方法を「術者と器械出し看護師」「器械出し看護師と外回り看護師」で必ず声に出して確認します。外回り看護師は、必ず復唱したうえでラベルに記載します▶P162。

　組織固定用容器は、組織が十分に入る大きさで、確実に蓋が閉まるものを使用します。容器へは、組織の名称・固定方法とともに、患者氏名、生年月日なども明記します。

　病理組織診断には術中迅速病理診断の場合もあり、摘出後は確認して伝票とともにすみやかに提出します。摘出臓器を手術終了後のインフォームドコンセントに使用する場合は、標本をガーゼで覆い、生理食塩水をかけ、乾燥しないように保管します。

ここに注意！

ホルマリン固定時は、マスク・ゴーグル（フェイスシールド）・手袋を装着し、曝露を避けましょう。

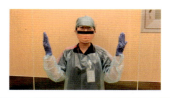

▼ **検体の取り扱い**

受け渡し場面	ホルマリン容器・ラベル
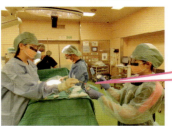	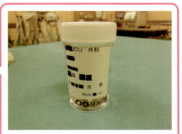
● 検体を受け渡しする際は、検体名・固定方法を復唱してダブルチェックを行う	● 組織名称、採取部位、固定（保存）方法、患者氏名、生年月日、採取日、診療科などを記載する

6 体内遺残防止

　閉腹、閉創前後で、器械出し看護師と協力し、手術で使用した器械や医療材料・ガーゼ・針・その他の器材のカウントを確実に行います ▶P55 ▶P161 。

　術野から下ろしたガーゼは1枚ずつ裁き、ガーゼが重なっていないことや、破れていないこと、針などが紛れていないことを確認しながらカウントを行います。

　縫合針は、パッケージごとに本数や種類を確認するとともに、先端が折れていないかも確認します。

　X線造影糸入滅菌ガーゼや血管テープ、クリップ類など、術野に遺残する危険性のある医療材料は、器械出し看護師とともにダブルチェックし、カウントします。

▼ **ガーゼカウント**　　　　　　▼ **雑品・針カウント**

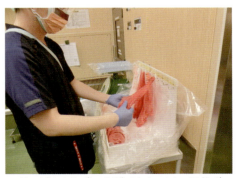　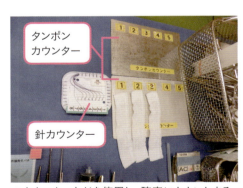

● ガーゼを1枚ずつ広げてカウントし、10枚ずつの束にしてまとめておく　　● カウンターなどを使用し、確実にカウントする

外回り看護業務

手術終了〜抜管・覚醒〜退室

1 麻酔薬の減量と中止

　手術終了の目処がたった段階で、麻酔薬を減量していきます。浅麻酔の状態で刺激が加わると、体動や**バッキング**を引き起こし、手術操作への支障や体位のずれ、四肢の落下、気道・呼吸・循環に悪影響を及ぼすなどリスクを伴います。麻酔薬の投与を止めたあとは刺激を避け、体動が起きた際の四肢の落下を防ぐために確実に抑制を行うとともに、バイトブロックが挿入されているかを確認します。

　麻酔薬を中止するタイミングが遅れると、覚醒遅延を引き起こします。術者・麻酔科医と進行状況を確認し、共通認識を得ておきましょう。

　覚醒してくることで、気道・呼吸・循環のトラブルが生じやすくなるため、バイタルサインの観察を行い、異常の早期発見に努めましょう。

吸入麻酔薬を切る
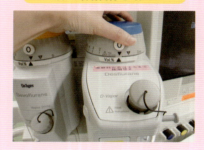

下肢を抑制する
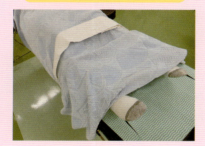

アドバイス
麻酔カートや抜管準備を整えておき、迅速な対応ができるようにしておきましょう。
術中室温を下げていた場合は室温を上げ、加温装置も作動させ、低体温による覚醒遅延やシバリングを予防します。

Word
バッキング：気管チューブによる刺激で、咳嗽反射が起こること

2 筋弛緩薬の拮抗

　換気量や胸郭の動きで自発呼吸の状態を確認し、十分な自発呼吸が出現したら、開眼や握力などの所見や筋弛緩モニターで筋弛緩作用の残存を判定します。筋力の回復を確認したら、循環動態の変動に注意しながら筋弛緩回復薬（リバース薬）を投与します。
　SpO_2値・一回換気量・分時換気量・自発呼吸の運動が規則的かを観察し、十分な自発呼吸があるかを確認します。開眼・離握手・頭部挙上・深呼吸など、指示による動作ができるかどうかを確認し、筋力が十分回復しているかを確認します。

ここに注意！

筋弛緩回復薬のスガマデクスナトリウム（ブリディオン®）は、まれにアナフィラキシーを引き起こすことがあります。アナフィラキシー症状を念頭に置き、麻酔科医とともに投与前後の観察を行いましょう ▶P185 。

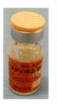

▼ 一回換気量のモニタリング画面

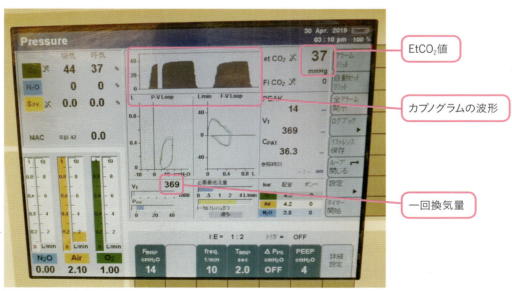

EtCO₂値
カプノグラムの波形
一回換気量

● 自発呼吸が十分あることを確認するために、カプノグラムの波形や呼気終末二酸化炭素濃度（$EtCO_2$）の数値、一回換気量が正常であるかチェックする

外回り看護業務

3 抜管前の気管吸引

気管チューブや口腔内に貯留した分泌物が気道に流れ込んで起こる誤嚥を防ぐために、分泌物を吸引し除去します。

分泌物の量や性状、咳嗽反射の有無を観察します。吸引時は、咳嗽反射とともに体動があるため、必ずそばに付き添い、事前の患者への声かけと転落やルート類の誤抜去を防ぎ、スムーズに処置ができるよう介助します。下顎部を両手で保持し、吸引しやすいよう介助すると同時に、頭部を保持し体動による気管チューブの誤抜去を防ぎます。

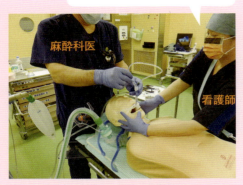

気管のなかを吸引するので、少し咳が出ますよ

麻酔科医 / 看護師

吸引後の呼吸状態・SpO₂値に異常がないかを確認するとともに、吸引による循環動態への影響を考慮し、血圧・心拍数・心電図の変化がないか観察しましょう。

4 抜管・覚醒時の介助・観察

バイタルサインが安定して、ほぼ完全に意識が戻った時点で、抜管を考慮します。抜管までに、喉頭鏡・カフ用シリンジ・酸素マスク・聴診器・吸引カテーテルなど、抜管に必要な物品がすべて揃っているか確認しておきます。

覚醒が不十分な状態で抜管すると、舌根沈下などによる上気道閉塞をきたす危険性が高くなります。開眼、開口、深呼吸、離握手などが指示に従って行えることや、筋弛緩モニターで筋力が回復していることを確認します。また、自発呼吸による呼吸の回数、換気量が十分でカプノグラムの波形やEtCO₂、SpO₂値に異常がなく、十分な自発呼吸であることを確認し、加圧を行いながら気管チューブを抜きます。

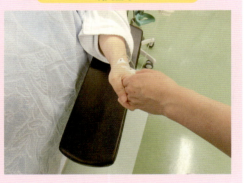

離握手

抜管後は酸素を投与し、低酸素血症を予防します。覚醒時は、患者自身が状況を把握できず混乱しないように、状況を説明しましょう。気管挿管・抜管の操作に伴い、歯牙の折れ、脱落などの恐れがあるため、口腔内・歯牙の状態に異常がないか確認しましょう。

> **アドバイス**
> 麻酔科医とタイミングをあわせてカフ内のエアを抜き、スムーズに抜管が行えるよう介助しましょう。

5 気道開存・呼吸の確認

上気道は、麻酔薬が残存していたり意識レベルが低下したりすると、容易に気道閉塞をきたします。頸部・前胸部を聴診し、抜管後の気道・肺の呼吸音を観察し、気道閉塞や喘息の有無、呼吸の強さなどを確認します。

胸郭の動きを観察し、呼吸パターンに気道閉塞症状がないか確認します。口腔内の分泌物が多ければ誤嚥する可能性があるため、喀出を促し、必要であれば口腔内を吸引します。

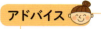

抜管後の呼吸音を観察するため、聴診器を準備しておきましょう。

▼ 上気道の聴診

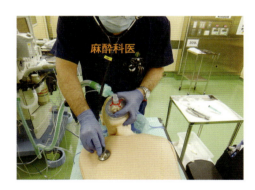

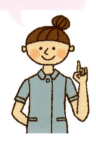

看護師はモニターを観察し、血圧・脈拍・SpO₂値に異常がないことを確認し、異常の早期発見に努めましょう！

6 退室時の観察

麻酔覚醒状態は、麻酔覚醒スコア（活動度、呼吸、循環、意識、酸素飽和度）やアルドレートスコア（動作能力、呼吸、血圧、意識、酸素飽和度）▶P100 を用いて評価し、退室のめやすとします。また、血圧、脈拍、SpO₂、O₂、疼痛、悪心・嘔吐、術後出血、筋弛緩からの回復などから、退室の評価を行います。

疼痛の評価には、疼痛スケール（NRS、FRS）を用いて評価し▶P13、必要に応じて鎮痛薬を追加投与します。

評価した状態によって、退室が可能かどうかを判断して退室時サマリを記録します。

外回り看護業務

▼ 退室時サマリ（一例）

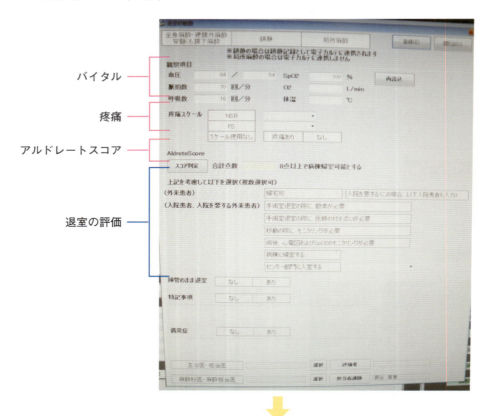

- バイタル
- 疼痛
- アルドレートスコア
- 退室の評価

7 回復室（リカバリールーム）への移動

　麻酔から覚醒、抜管後は一時的にリカバリールームへ入室します。ここで、病棟の管理が可能になるまで観察を行います。

　搬送に必要なモニター・人員を確保し、必要なモニタリングを行い、搬送中の急変に備えて安全に移動します。

　リカバリールームでは、呼吸、循環、意識状態の評価を行います。また、疼痛、悪心・嘔吐、出血、二次損傷の確認、体温も評価し、病棟での管理が可能な状態であることを十分確認し、病棟帰室を判断します。

Column

回復室への移動時はリスクを意識する

　手術終了直後〜麻酔覚醒時は、循環動態や呼吸状態が最も不安定な時期です。そのようなタイミングで手術室から回復室へ移動する際は、状態が変動するリスクが高まります。また、複数のルート類が留置されているため、移動時の誤抜去などのリスクもあります。加えて、看護師は移動準備や記録、申し送り準備、関係各所への連絡など、多重課題になる時期でもあります。

　十分な人員を確保すること、安全確認を十分行うこと、モニタリングを確実に行い、バイタルの変動に注意することを意識して、患者移送を行いましょう。

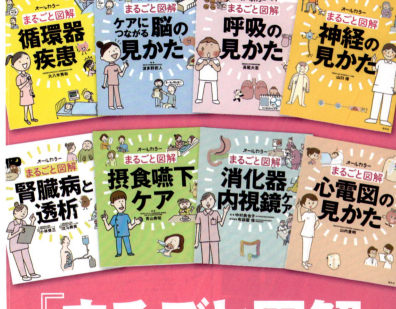

どこから読んでも面白いほどよくわかる！

『まるごと図解』シリーズ

…合う神経障害

摂食嚥下ケア

…何だろう／小児の摂食嚥下障害／
…者の摂食嚥下障害／
…練のポイント／食形態の選択

まるごと図解 心電図の見かた

著／山内豊明
定価：本体2,100円＋税
AB判／144頁
ISBN978-4-7965-2464-3

おもな内容

心電図って何だろう／
心電図のキホンを知ろう／心電図波形の「見かた」を知ろう／
不整脈の波形を知ろう／不整脈発見時の対応を知ろう／
心筋障害の波形を知ろう（12誘導心電図）

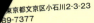
東京都文京区小石川2-3-23
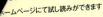
89-7377

ホームページは
こちらから

ホームページにて試し読みができます

.jp/

2019.06

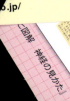

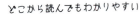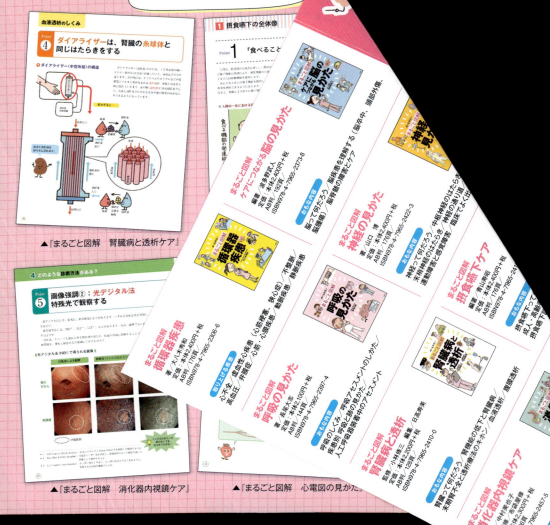

▼ 病棟帰室前の評価の視点

呼吸状態の評価	・気道閉塞の原因には舌根沈下、分泌物貯留、喉頭けいれん、声帯麻痺などがある。既往の肺合併症の増悪、麻酔や筋弛緩効果の残存、疼痛も呼吸障害の原因となる ・一回換気量が十分であり、呼吸数が正常範囲内であること、酸素化に問題がないこと、気道の開通性を確認する。促して深呼吸するだけでなく、刺激を加えなくても規則正しい自発呼吸が保たれていることが必要である ・抜管後に両肺野を聴診し、呼吸音に異常がないかを評価する。胸部X線画像の所見も確認する ・呼吸障害が存在する場合には、フェイスマスクによる酸素投与を行いつつ、原因を検索する ・薬剤投与や経鼻・経口エアウェイの挿入、ラリンジアルマスクや経口挿管による気道確保などの対応が必要となることもあるので、準備しておく
循環動態の評価	・血圧、心拍数が安定しており、治療を要する徐脈・頻脈・低血圧・高血圧がないことを確認する ・心電図では、新たな不整脈や虚血所見の有無を確認する
意識状態の評価	・しっかりと覚醒している（あるいは刺激で容易に目を覚ます）、見当識がある（または少なくとも元の状態になっている）こと、開口、開眼、握手など簡単な指示に応じられることなどを確認する
疼痛、悪心・嘔吐の確認	・疼痛は患者に苦痛をもたらし、呼吸抑制・離床遅延の原因となる ・疼痛や悪心・嘔吐は良好にコントロールされるべきであり、症状の程度によっては薬剤投与が必要となることもある
出血の確認	・術後出血は再手術の可能性があるため、退室前に必ず評価する ・ドレーンからの出血やガーゼ汚染の有無、創部の腫脹や緊満、バイタルサイン、血液検査データなどから総合的に判断する
二次損傷の確認	・皮膚状態、四肢の動きが可能かなど、動作能力、疼痛やしびれの有無を確認し、手術体位による褥瘡、神経損傷などの二次損傷の有無を評価する
体温の評価	・シバリングがある場合には、酸素消費量と二酸化炭素生産量が大きく増加するため、酸素投与を十分行い、加温ブランケット、輸液の加温などで積極的に復温する

病棟看護師への引き継ぎ

　術直後から合併症の予防と早期発見に努めることが大切です。麻酔や手術の影響が残っている術直後は、意識状態、呼吸状態、循環状態、体温、代謝といったバイタルサインを継続的に観察する必要があります。手術室から病棟や集中治療室へ帰室した後、病棟看護師が実施術式や麻酔方法などを理解し、急性期看護に活かせるよう、手術室看護師は意識して申し送りを行う必要があります。

　まず、手術によって明らかとなった確定診断名、実施術式、麻酔方法などを伝え、次に、術中の看護の評価として継続的な看護の情報や、術中に起こった重要なイベントを伝えます。また、特殊な薬剤の使用があった場合はその情報も大切です。さらに、術後患者の状態に影響を与えると考えられる情報も伝えます ▶P98 。

（西原明子）

外回り看護業務

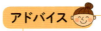

> 病棟看護師が行う術後ケアに活かせるように、術式や麻酔方法、術中アセスメントなど継続的な看護に関する情報を意識的に申し送るようにしましょう。

▼ 主な申し送り項目

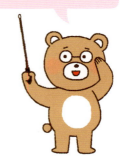

これらの点を必ず看護記録に残し、申し送りましょう！

- **手術の内容**：手術によって明らかとなった確定診断名、実施術式、麻酔方法、麻酔時間、手術時間
- **患者状態**：手術室退室時の意識レベル・バイタルサイン
- **IN量**：輸液量、血液製剤、抗菌薬投与
- **OUT量**：尿量、出血量
- **特殊薬剤の投与**：拮抗薬使用の有無、持続昇圧薬、降圧薬、鎮痛薬、鎮静薬など
- **創部の状態**：創の大きさ、部位、出血の有無など
- **ドレーン**：種類、本数、留置部位、ドレナージ方法・管理
- **提出した検体**：摘出臓器・組織
- **身体損傷**：手術体位と皮膚状態、神経障害の有無
- **人工物の挿入**：インプラントなど
- **タニケット（止血帯）**：使用時間、部位
- **止血ガーゼ**：挿入の有無、枚数
- **イベント**：突発的なできごとなど

文献

1) 讃岐美智義：麻酔科研修チェックノート第6版．羊土社，東京，2018：143．
2) Samsoon GL, Young JR. Difficult tracheal intubation: a retrospective study. *Anaesthesia* 1987；42(5)：487-490．
3) 日本循環器学会，日本医学放射線学会，日本胸部外科学会他：肺血栓塞栓症および深部静脈血栓症の診断，治療，予防に関するガイドライン（2017年改訂版）．
http://j-circ.or.jp/guideline/pdf/JCS2017_ito_h.pdf．(2019.9.10.アクセス)
4) 坂本文子：Ⅳ章 周手術過程に応じた看護．術中の看護．雄西智恵美，秋元典子編，成人看護学 周手術期看護論 第3版，ヌーヴェルヒロカワ東京，2014：101-105．
5) 菊池京子，石橋まゆみ編：時系列で学ぶ手術看護―OPE看になって初めて読む本―，総合医学社，東京，2015：50-59，124, 143
6) 横山武志：4章 麻酔管理②麻酔の準備．諏訪邦夫監修，好きになる麻酔科学 第2版，講談社，東京，2018：55-66．
7) 矢永勝彦，高橋則子編：系統看護学講座 別巻 臨床外科看護総論 第11版，医学書院，東京，2017：268, 277, 287-289．
8) 入駒慎吾監修，高敷倫子編：手術看護の"まずはこれだけ！"ブック 基礎知識がサッとわかる！ 主要手技がパッと身につく！ オペナーシング2015年春季増刊，メディカ出版，大阪，2015：70-92,132-133, 191-201．
9) 寺井岳三：気道確保困難に役立つ気道の解剖学．日本臨床麻酔学会誌 2010；30（3）：333-341．
10) 倉敷中央病院医師教育研修部監修：気道確保・麻酔「超」入門 ―60分の動画でめきめき体得！気管挿管，エアウェイスコープ®，ラリンジアルマスク，大阪，メディカ出版，2009：10-11, 15, 22-29．
11) 則武あや：麻酔科医とオペナースの動き・アセスメントがよくわかる！「どうして？」から学ぶ 麻酔看護必修ポイント185 2導入時のポイント26．オペナーシング 2010；25（5）：40-47．
12) 佐野早苗，植田優子：新人若葉さんと一緒に学ぼう！ 手術看護の1日"追っかけ"講座 麻酔介助編．オペナーシング 2016；31（5）：22-55．
13) CDC手術部位感染予防のためのガイドライン2017. Y'sSquare. ヨシダ製薬，東京，2017．
http://www.yoshida-pharm.com/2017/letter122/（2019.9.10.アクセス）
14) 川越栄子：1章 手術室ってどんなとこ？ 廣瀬宗孝監修，手術室に配属ですか?! すごく大事なことだけギュッとまとめて教えます！ メディカ出版，大阪，2019：6-7．
15) 岡田貴枝：手術体位．草柳かほる他編著，ナーシング・プロフェッション・シリーズ 手術室看護-術前術後をつなげる術中看護-第2版．医歯薬出版，東京，2018：103, 108-109, 119-120．
16) 北海道大学病院手術部ナースセンター編者：手術体位の実際．みる看るわかる手術患者の体位アセスメント―術前・術中・術後の観察アセスメント―第1版，メディカ出版，大阪，2005：86．

周術期の看護 編

4章

術後の看護

- 手術室からの引き継ぎ
- 帰室直後の患者の状態と処置
- 起こりやすい術後合併症
- 術後の看護援助
- 退院へ向けて行いたい準備、調整、指導

合併症を防いで、回復を助ける！

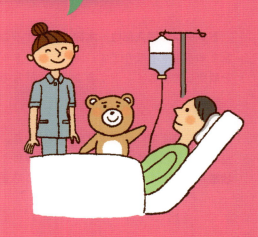

手術室からの引き継ぎ

手術室からの引き継ぎ

合併症を防いで、回復を助ける！

 コレだけおさえよう！

- ポイントをおさえた引き継ぎで、手術室の情報を病棟での継続看護に活かす。
- 電子カルテの場合は事前に情報収集もできるため、引き継ぎは簡便かつ要領よく行い、患者をすみやかに環境の整った部屋へ移送する。

引き継ぎからのアセスメント

手術室からの引き継ぎ時は、以下の点をもれなく確認します。

1 患者氏名

患者識別バンド（リストバンド）で、氏名と生年月日など**2つの識別子**で確認します。

2 術後診断名・実施術式

施行された**術式**や確定した**診断名**、麻酔方法などを把握することで、予測される症状・合併症予防に努めることができます。

3 創部

創の大きさ、**部位**、**出血の有無**を把握し観察することは、異常の早期発見につながります。また、患者が安楽な体位をとれるよう援助することにもつながります。

4 ドレーンの挿入部位・本数

ドレーンの挿入部位・本数を把握することは、それぞれのドレーンからの排液物の正常・異常を知る手段となります。同時にバイタルサイン、刺入部の皮膚の色調、血液検査データなどを観察しアセスメントすることが、異常の早期発見につながります。

5 手術体位・皮膚異常の有無

全身麻酔下では通常より圧が高くなり、長時間の同一部位の圧迫や末梢組織の虚血、皮膚の浸潤、非生理的な体位により、皮膚障害や神経障害を起こす可能性があります。術後も**皮膚の状態**の観察と上記障害の予防に努める必要があります。

6 術中経過

術中の**患者状態の変化**や**バイタルサインの変化**などがあった場合は、どのような状況下で起こったのかを把握し、帰室後もそれらの変化が出現する可能性があるのかアセスメントします。

7 水分出納バランス

手術中に使用された**輸液量**や**尿量**、**出血量**などの in/out 量を把握します。

心機能が低い患者に手術中に輸液が大量に行われた場合、血管内に移行してきた細胞外液が大量となり身体がそれらに対応できず、うっ血性心不全を引き起こす場合もあるため注意が必要です。

8 輸血の使用状況

大量輸血を施行した患者は、出血傾向や高カリウム血症、低体温、呼吸不全を引き起こす可能性があります。また、帰室後に輸血が必要になった際にも、あらかじめ輸血の使用状況を把握することで、スムーズに対応できます。

9 意識レベル

呼名を繰り返してやっと少し反応がある程度だと、舌根沈下での気道閉塞の危険性があります。また、見当識障害によるルート類の事故抜去の危険性もあり、注意する必要があります。

10 最終バイタルサイン

手術室退室時の患者の状態を点数化して評価するアルドレートスコアなどを使用して、評価します。

▼ 退室時申し送り画面の内容（一例）

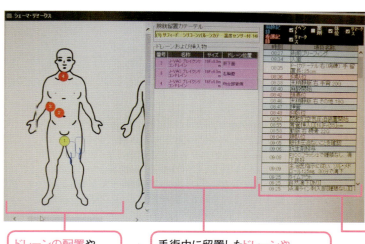
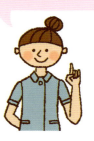

電子カルテの場合、術中経過などの情報収集に活用できます！

ドレーンの配置や皮膚トラブルを表示 → 手術中に留置したドレーンやバルーンのサイズ・挿入先を表示　術中のイベントや麻酔科医が行ったことを経時的に表示

手術室からの引き継ぎ

▼ アルドレートスコア

	活動性	点数
動作能力	呼びかけで自発運動がある（四肢）	2
	呼びかけで自発運動があるが弱い（いずれかの二肢に自発運動がある）	1
	動きがない	0
呼吸	深呼吸あるいは咳嗽反射あるいは啼泣あり	2
	呼吸抑制または浅い呼吸	1
	無呼吸	0
収縮期血圧 （術前と比較して）	血管作動薬使用なしで20mmHg以内	2
	血管作動薬使用なしで20〜50mmHg以内	1
	50mmHg以上、あるいは血管作動薬を使用している	0
意識	覚醒している	2
	刺激に反応	1
	返事がない、反射はない	0
酸素飽和度	室内気で$SpO_2$92%以上を維持できる、あるいは術前と比べ変化なし	2
	$SpO_2$90%以上を維持するのに酸素が必要	1
	酸素投与しても$SpO_2$90%未満	0
合計点数		点

● 手術室退室時の患者の状態を点数化して評価する（10点満点）
● 当院の基準では、合計点数が8点以上のとき手術室から一般病室への帰室が可能

Column

術後の意識障害で注意したいこと

　手術室から病棟に帰るときには、「術前と同程度の意識レベル」に回復している必要があります。麻酔薬の残存は覚醒遅延の最も多い原因ですが、術中に体温低下、低血糖が生じていることもあります。甲状腺機能低下症、副腎機能低下症などの内分泌疾患も原因となりえます。代謝率も関係し、引きこもりで部屋から何年も出ていなかった10代男性が、麻酔薬を中止後2時間、覚醒しなかったこともあります。注意しないといけないのは、新たに脳梗塞や脳出血などの頭蓋内病変が起きていないかどうかです。瞳孔異常や片側の上下肢が動いていないなどの症状がないかどうか、注意して観察しましょう。

　覚醒後に激しいせん妄状態となり、大暴れすることもあります。普段からリアルな寝言を言う、夜間に大声を出す、暴れるといった症状がある患者は、「レム睡眠行動障害」である可能性があり、注意が必要です。

帰室直後の患者の状態と処置（術直後〜24時間）

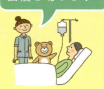
合併症を防いで、回復を助ける！

コレだけおさえよう！

- **呼吸**：全身麻酔の呼吸抑制は最後まで起こる可能性がある。術後2〜3時間は15分〜30分ごとにアセスメントを行う。
- **循環**：術後の循環動態は不安定。急激な変化も起こることを念頭に観察し、ハイリスク患者は心電図モニタリングを行う。
- **疼痛**：術後疼痛は手術当日が一番強い。痛みはスケールで評価し、「痛みの悪循環」を断ち切るためにも早期対応が重要。

呼吸（覚醒遅延・気道閉塞）

術後は、麻酔薬の影響や臥位により横隔膜運動が抑制されるため、呼吸が浅くなることで**低酸素血症**を招く場合があり、酸素療法を行います。また、全身麻酔薬による**呼吸抑制が最後まで起こりうる**ことを念頭に置く必要があります。

1 呼吸状態の観察

患者の呼吸状態は、全身麻酔で使用する薬剤や、挿管による気管・喉頭への刺激などにより、**術後2〜3時間**は不安定となるため、**15〜30分ごとの観察**を行います。

オピオイド使用症例では呼吸抑制が起こりやすく、特に**呼吸数に注意**する必要があります。高齢者や肝障害、腎障害、糖尿病、低体温、脳血管障害のある患者などは、通常より**全身麻酔からの覚醒が遅延**する可能性があることを考慮し、観察します。

観察の際は意識状態、呼吸数、呼吸パターン、呼吸音、チアノーゼの有無、喀痰の量と性状を確認します。全身麻酔の影響で、舌根沈下・声門浮腫・喉頭浮腫・気道内分泌物や吐物により、口腔・鼻腔から上気道までのいずれかが狭窄・閉塞を起こしやすい状態となっています。気道閉塞が起こった際には、適切な対処をしなければ生命の危険を伴いますので、十分な観察が必要です。

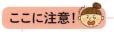
> オピオイドを使用した患者や高齢者など、リスクの高い患者は特に注意して観察しましょう。

帰室直後の患者の状態と処置

▼ 特に注意して観察したい患者

患者	注意したい呼吸器系合併症
・手術で麻薬を使用した患者	呼吸抑制 ・呼吸数に注意
・高齢者 ・肝・腎障害 ・糖尿病 ・低体温 ・脳血管障害	覚醒遅延 ・呼びかけに反応があるか ・指示により身体を動かすことができるか ・言葉で返事ができるか
・高度肥満 ・慢性閉塞性肺疾患（COPD） ・睡眠時無呼吸症候群 ・重度の呼吸器疾患 ・口腔内手術後	気道閉塞 ・呼吸パターンは規則的か ・低酸素症状はないか ・意識レベルは低下していないか

リスクの高い患者を把握して、重点的に観察しましょう！

観察ポイント
● 意識状態
● 呼吸数
● 呼吸パターン
● 呼吸音
● チアノーゼの有無
● 喀痰の量と性状

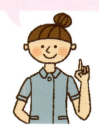

2 モニタリング方法

　術後の呼吸状態の簡便なモニタリングとしては、酸素飽和度を計測できる**パルスオキシメーター**があります。経皮的動脈血酸素飽和度（SpO_2）の値から動脈血酸素分圧（PaO_2）の情報を得ることができます。

　通常、SpO_2が95％以上あればPaO_2は80Torr以上あり、体内に必要な酸素量が満たされていると考えます。SpO_2が90％まで低下してしまうとPaO_2では60Torrにも下がっており、呼吸不全を疑わなければなりません。

　パルスオキシメーターは非観血的で簡便にSpO_2を測定できますが、末梢循環不全や不整脈がある場合は感知されにくく、正確な情報が得られないこともあります。また、SpO_2が100％であっても、吸入している酸素濃度が100％でPaO_2が450Torrある場合もあれば、PaO_2が90Torr程度のこともあります。後者は正常な肺の状態とはいえません。必要に応じて、呼気終末二酸化炭素濃度（$EtCO_2$）で換気のモニタリングを行いましょう。

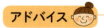 **アドバイス**

SpO_2は酸素化をみているに過ぎないため、SpO_2だけで呼吸状態を判断せず、ほかの所見ともあわせたアセスメントが必要です。

▼ SpO_2とPaO_2の関係

PaO_2 (Torr)	50	55	60	70	80	90	100
SaO_2 (SpO_2)(%)	85	88	90	93	95	97	98

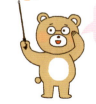

この時点で呼吸不全を疑う!

ここでチェック!

手術室からの帰室直後は、舌根沈下による気道閉塞の原因となるため、原則、枕を外します。患者の覚醒がよく、安楽でない場合は低い枕を使用します。

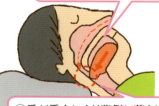

①意識レベルの低下により、舌を上げている筋群の緊張が低下する

②舌が重力により背側に落ち込み、咽頭後壁に密着して気道が閉塞する

● 枕の使用が舌根沈下を招く

循環

　循環器系で術後に起こりうる異常として、**出血・低血圧・高血圧・不整脈・急性心筋梗塞・心不全**などが挙げられます。手術の直後は、全身麻酔や出血、輸血、輸液・電解質バランスの乱れなどの影響により、循環動態は不安定な状態にあります。患者の全身状態や訴えに耳を傾け、異常の早期発見に努める必要があります。

1 モニタリング方法

　心疾患の既往がある患者や大手術、高齢者、ハイリスク患者は、**不整脈**を起こしやすいため、術後は心電図のモニタリングを行います。

　帰室後2〜3時間は呼吸状態も不安定で、出血などにより急激な変化が予測されます。患者の意識ももうろうとしており自分で訴えることは難しいので、**15〜30分ごと**に訪室して、異常の早期発見に努めます。

帰室直後の患者の状態と処置

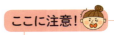

術後の低体温は、循環動態が変動するリスクとなるため注意します。

2 術後出血の観察

術後出血の場合は、**手術直後から48時間**は生命を危険にさらす危険性があります。出血により循環血液量が減少すると、血圧低下や頻脈を起こします。シバリングや疼痛、ストレスなどによる術後の高血圧、低体温による凝固能異常は、術後出血の原因となります。

また、術中に体外循環を使用した心臓血管外科手術では、多量の抗凝固薬を使用するため、術後出血を起こしやすい状態にあります。

術式によりますが術後出血の観察時、ドレーンからの排液量が100mL/時以上続いていた患者が急に排液が減少した場合も、ドレーンの閉塞や屈曲が疑われるため注意します。ドレーンが挿入されていない場合は、創周囲の膨隆・圧痛・血腫形成などを観察し、バイタルサインなどとともにアセスメントします。

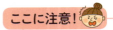

頸部手術後の術後出血は、皮下で血腫を形成して窒息を招く危険もあり、一刻を争う状況となるため注意します。

疼痛管理

1 疼痛アセスメント

疼痛は、侵害受容性疼痛、神経障害性疼痛、心因性疼痛に分類されます。術後の疼痛は、主に組織損傷によって起こる**侵害受容性疼痛**です。しかしながら、術後の患者は、疾患や手術などの侵襲による疼痛のほかに、安静時でも精神的な痛みを経験しています。注意深く患者の状態を観察し、状態や覚醒段階に応じた疼痛のアセスメントが重要です。

一般に**麻酔覚醒後4〜9時間ほど**は疼痛が強く、1〜3日程度で落ち着いてきます。疼痛を感じることで、より強い疼痛になるという**疼痛の悪循環**を断ち切ることが疼痛治療の1つとなるため、早期対応が必要です。

2 痛みを評価するスケール

痛みはあくまでも個人的な主観や体験であり、患者と医療スタッフが共通認識できる評価軸が必要となります。そのため、疼痛スケールを使用し評価します。

主観的に評価できるスケールとして、数値評価スケール（NRS）、視覚的アナログスケール（VAS）、表情尺度スケール（FRS）があります ▶P13。また、人工呼吸管理中の患者や、意識のない患者の評価尺度として、疼痛行動評価尺度（BPS）[1]および、集中治療室における疼痛

の観察手段（CPOT-J）[2]）があります。
それぞれの患者の状態にあわせてスケールを選択し、評価することが大切です。

▼ 疼痛行動評価尺度（BPS：Behavioral Pain Scale）

- 人工呼吸管理中の言語的コミュニケーションに頼らない痛みの評価尺度。「表情」「上肢の動き」「人工呼吸器との同調性」の3項目について、それぞれ4段階のスコアをつける
- BPSの評価結果：BPS≧5で強い痛みを感じている

項目	説明	スコア
表情	穏やかな	1
	一部硬い（例えば、まゆが下がっている）	2
	全く硬い（例えば、まぶたを閉じている）	3
	しかめ面	4
上肢	全く動かない	1
	一部曲げている	2
	指を曲げて完全に曲げている	3
	ずっと引っ込めている	4
呼吸器との同調性	同調している	1
	時に咳嗽、大部分は呼吸器に同調している	2
	呼吸器とファイティング	3
	呼吸器の調節がきかない	4

スコア範囲は3～12

Payen JF, Bru O, Bosson JL, et al. Assessing pain in critically ill sedated patients by using a behavioral pain scale. *Crit Care Med* 29: 2258-2263, 2001. 日本呼吸療法医学会 人工呼吸中の鎮静ガイドライン作成委員会：人工呼吸中の鎮静のためのガイドライン．http://square.umin.ac.jp/jrcm/contents/guide/page03.html（2019.9.10.アクセス）より引用（筆頭著者から日本語訳についての承認済み）

Word

疼痛の悪循環：組織損傷によりプロスタグランジンやブラジキニンなどの発痛物質が産生され、血管拡張や組織の浮腫を引き起こす。それらが組織損傷を生じさせることで、さらに痛みが増強する。鎮痛対策は、この悪循環を断ち切ることにつながる

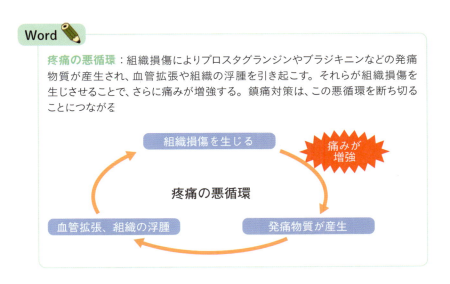

帰室直後の患者の状態と処置

▼ 集中治療室における疼痛の観察手段（CPOT-J：Japanease version of the Critical-Care Pain Observation Tool）

- 挿管・非挿管どちらの場合にも使用できる、言語的コミュニケーションに頼らない痛みの評価尺度。「表情」「身体運動」「筋緊張」「人工呼吸器の順応性または挿管していない患者では発声」の4項目で3段階のスコアをつける
- CPOT-Jの評価結果：CPOT≧3で強い痛みを感じている

指標	説明	得点	
表情	筋の緊張がまったくない	リラックスした状態	0
	しかめ面・眉が下がる・眼球の固定、まぶたや口角の筋肉が委縮する	緊張状態	1
	上記の顔の動きと眼をぎゅっとするに加え固く閉じる	顔をゆがめている状態	2
身体運動	まったく動かない（必ずしも無痛を意味していない）	動きの欠如	0
	緩慢かつ慎重な運動・疼痛部位を触ったりさすったりする動作・体動時注意をはらう	保護	1
	チューブを引っ張る・起き上がろうとする・手足を動かす/ばたつく・指示に従わない・医療スタッフをたたく・ベッドから出ようとする	落ち着かない状態	2
筋緊張（上肢の他動的屈曲と伸展による評価）	他動運動に対する抵抗がない	リラックスした状態	0
	他動運動に対する抵抗がある	緊張状態・硬直状態	1
	他動運動に対する強い抵抗があり、最後まで行うことができない	極度の緊張状態 あるいは硬直状態	2
人工呼吸器の順応性（挿管患者）または発声（抜管された患者）	アラームの作動がなく、人工呼吸器と同調した状態	人工呼吸器または運動に許容している	0
	アラームが自然に止まる	咳き込むが許容している	1
	非同調性：人工呼吸の妨げ、頻回にアラームが作動する	人工呼吸器に抵抗している	2
	普通の調子で話すか、無音	普通の声で話すか、無音	0
	ため息・うめき声	ため息・うめき声	1
	泣き叫ぶ・すすり泣く	泣き叫ぶ・すすり泣く	2

山田章子, 池松裕子：日本語版Critical-Care Observation Tool（CPOT-J）の信頼性・妥当性・反応性の検証. 日集中医誌 2016；23：134. より引用

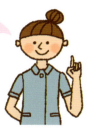

スコアの点数がBPS≧5、CPOT≧3であれば、疼痛があると判断し、医師へ報告します。薬物的介入またはマッサージや体位変換などで苦痛の緩和に努め、介入後は再評価を行います

起こりやすい術後合併症①
循環器系（術後出血・循環動態変調）

合併症を防いで、回復を助ける！

コレだけおさえよう！

- 術後出血による循環血液量減少性ショックに注意する。
- 危険度の高い心電図パターンを覚えておく。

手術後48時間以内は、術後出血が起こる危険性が高くなります。

創部からの出血やドレーンの排液を観察します。出血の特徴として動脈性の場合は鮮紅色、静脈性の場合は暗赤色、実質性臓器からの出血の場合はじわじわとにじみ出てきます。

術後出血の原因は、不十分な止血などの手術操作のほかにも、術後のシバリングや疼痛、ストレスなどによる術後の高血圧があります。また、術後の低体温や、術中に体外循環を使用した心臓血管外科手術でも出血しやすい状態となります▶P104。術後出血による**循環血液量減少性ショック**に注意が必要です。

注意したい観察ポイント

症状の有無やデータ上の数値に注意して、観察を行います。

▼ 循環器系の術後合併症で注意したい症状と数値

症状	数値
・創部からの出血（ドレーンからの出血・血腫の形成） ・四肢冷感・チアノーゼ：末梢循環不全 ・呼吸困難：循環血液量が不足し、酸素化は行えても酸素運搬能が低下する ・意識レベルの低下やせん妄：脳血流量が減少 ・ショックの5P	・出血量と性状：創部・血腫の有無・ドレーン ・バイタルサイン：血圧低下、心拍数増加の有無 ・中心静脈圧（CVP）低下：心拍出量（CO）・心係数（CI）低下 ・尿量減少・無尿：水分出納バランス ・検査データ：採血データ（ヘモグロビン・ヘマトクリット・血小板数・活性化部分トロンボプラスチン時間・プロトロンビン時間など）、動脈ガス分析値など

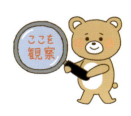
ここを観察

循環器系（術後出血・循環動態変調）

▼ ショックの5P

1. 蒼白（pallor）
2. 虚脱（prostration）
3. 冷汗（perspiration）
4. 脈拍触知不能（pulselessness）
5. 呼吸不全（pulmonary deficiency）

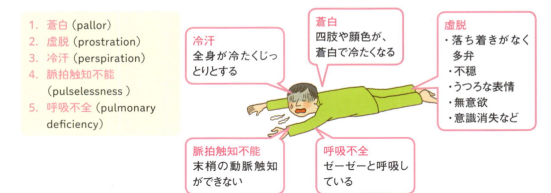

冷汗：全身が冷たくじっとりとする
蒼白：四肢や顔色が、蒼白で冷たくなる
虚脱：
・落ち着きがなく多弁
・不穏
・うつろな表情
・無意欲
・意識消失など
脈拍触知不能：末梢の動脈触知ができない
呼吸不全：ゼーゼーと呼吸している

実施される治療

術後出血や循環動態変調に対して行われる主な治療は以下の通りです。
①輸液による補液（細胞外液：乳酸リンゲル・酢酸リンゲル）
②輸血（濃厚赤血球・濃厚血小板・血漿製剤の投与）および HES 製剤、アルブミンなどの膠質液による補液
③昇圧薬の投与（高血圧により出血を助長している場合は降圧薬でコントロールする）
④酸素投与
⑤代謝性アシドーシスの補正
⑥ショック体位（下肢を 30〜45°挙上）のポジショニング
⑦再手術による止血

▼ ショック体位（下肢挙上）

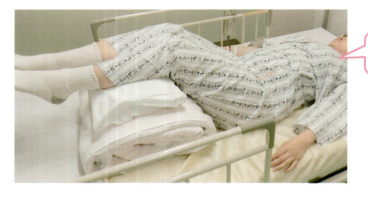

頭を低くし、脳血流を維持する

看護のポイント

術後出血の看護のポイントを以下に示します。

①**異常発見時**：出血量の増加や性状の変化などの異常を発見したら、すみやかに医師に報告する
②**包帯交換**：ドレーン挿入部や創部出血がある場合は、観察して適宜、包帯交換を行う
③**出血量の計算**：必要に応じてガーゼの重さを計り、出血量を計算する
④**ドレーンの管理**：ドレーンが閉塞しないよう管理する
⑤**全身状態**：出血に伴う全身状態の変化がないか確認する
⑥**検査データ**：検査データの数値を確認する
⑦**治療・救急処置の介助**：さまざまな血管内留置カテーテルの挿入や気管挿管の介助、緊急手術の出棟準備などを行う
⑧**精神的ケア**：慌ただしく行われる処置に対して、患者や家族は不安を感じるため、説明しながら行う

　手術後は、出血以外にも不整脈や心不全、心筋梗塞など、循環動態の変調を起こしやすい状態にあります。**心原性ショック**は、心収縮力や心拍数の低下が原因で発症します。原因として最も頻度が高いのは心筋梗塞で、**術後3日以内**の発症が多くあります。主な症状は、胸痛、不整脈、血圧低下などです。

　通常、**サードスペース**に移動した水分は術後1～2日目に血管内に移行し、尿量が増大します（利尿期と呼ぶ）。手術中に輸液が大量に行われた場合、血管内に移行してきた細胞外液が大量の場合は、身体がそれらに対応できず、**うっ血性心不全**を引き起こす場合があります。

　また、不整脈を起こしやすい心疾患の既往がある患者や大手術、高齢者、ハイリスク患者では、通常の観察に加え、心電図のモニタリングを行い、異常の早期発見に努めます。

> **サードスペース**：大きな侵襲が加わることで血管の透過性が亢進し、血管外に水分が貯留する。この血管内でも細胞内でもない水分の貯留する非機能的な場所をサードスペースという。サードスペースに水分が移動する結果、全身の浮腫、胸水や腹水の貯留を招き、循環血液量が減少する。最近では解剖学的な"サードスペース"といわれる空間は存在しないと考えられており、徐々にこの用語は使われなくなってきている

循環器系（術後出血・循環動態変調）

危険度別・心電図のパターン

術後の心電図モニタリングで注意しておきたい危ない心電図を以下に示します。

①**緊急・生命に危険な心電図**：心室細動、無脈性心室頻拍、心静止

②**緊急・危険の疑いのある心電図**：心室性期外収縮（R on T、ショートラン、多源性心室性期外収縮）

③**準緊急**：洞房ブロック、モービッツⅡ型２度房室（AV）ブロック、完全房室ブロック、発作性上室頻拍、発作性心房細動、２：１心房粗動、（＋α　ST変化を考える急性心筋梗塞）

▼ 危険度別の心電図

危ない心電図を
おさえておこう！

正常	

QRS　RR間隔　P　T

①緊急・生命に危険な心電図：ただちに心肺蘇生が必要

心室細動	

基線が不規則に揺れているのみで、
P波やQRS波など判別できない

無脈性心室頻拍	

幅広のQRS波（３マス以上）が短い
間隔で連続

心静止	

電気活動がない状態

②緊急・危険の疑いのある心電図：①へ移行する可能性あり、ただちに医師へ報告

R on T	

T波の頂上付近に心室性期外収縮のQRS波が重なる

R on T

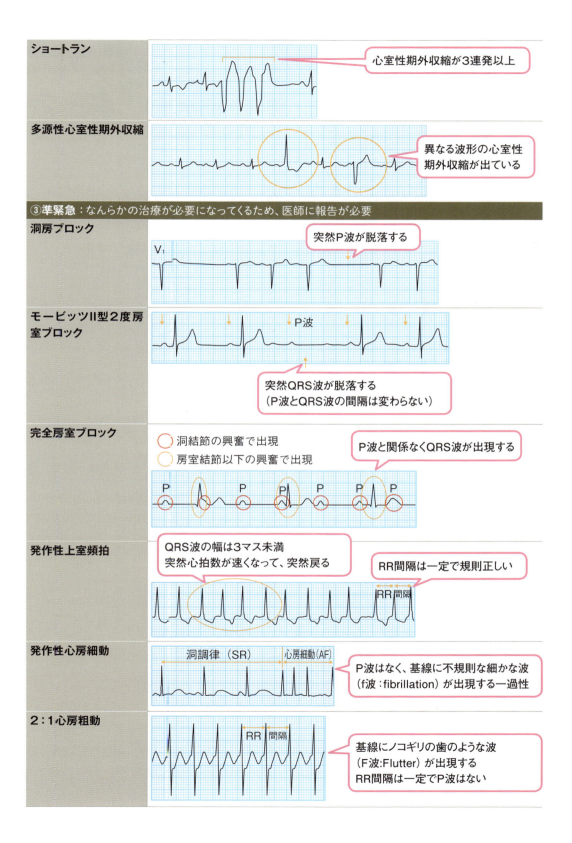

呼吸器系（無気肺・肺炎・肺水腫）

起こりやすい術後合併症②
呼吸器系（無気肺・肺炎・肺水腫）

合併症を防いで、回復を助ける！

コレだけおさえよう！

- 上腹部や胸部の手術は、呼吸器系合併症のリスクが高い。
- 発生頻度が高く、特に命を落としかねないのが「無気肺・肺炎・肺水腫」である。

　リスクが高い**喫煙者**や**高齢者**だけでなく、特に**上腹部や胸部の手術**では、創部痛に加え手術により離断された肋間筋や腹筋群などの呼吸筋の収縮力が低下することにより、随意的な深呼吸運動や咳嗽などが抑制され、機能的残気量（安静時の呼気終末時に肺内に残っている空気量）の低下や無気肺の形成をきたしやすい状態となります。

　呼吸器系合併症の予防のためには、術前からの患者教育に加え、肺理学療法により肺の拡張を促し、気道内分泌物を排出させます。肺理学療法による改善がない場合には、**非侵襲的陽圧換気**（**NPPV**）で、気管挿管せずマスクで気道内に陽圧を加えることで、肺の虚脱を予防し、肺の拡張を促します。

　呼吸器系合併症のなかでも発生頻度が高く、特に命を落としかねないのが**無気肺・肺炎・肺水腫**です。

> **ここに注意！**
> **手術直後**に発症しやすいのは肺水腫で、**当日〜3日**は無気肺、**3日以降**は肺炎を発症しやすいので注意しましょう。

> **Word**
> **NPPV**：non-invasive positive pressure ventilation、非侵襲的陽圧換気

無気肺

　自分で喀痰排出ができない状態（全身麻酔など）では、気道内分泌物が貯留して末梢気管支が閉塞し、空気の流入が妨げられ、末梢の肺胞が虚脱した状態となります。**術後3日以内**に発症することが多くあり、肺内シャント増加により低酸素血症（肺胞酸素分圧 PaO_2 の低下・SaO_2 の低下）を起こします ▶P132。

112

▼ 無気肺を起こしやすい患者

喫煙歴	肺気腫のような肺実質への不可逆的変化や喫煙による気道粘膜の絨毛運動低下、末梢気道の機能低下、気道内分泌物の増加
肥満	胸壁への脂肪付着や腹部からの圧力により胸郭コンプライアンスが低下
高齢	加齢に伴う肺の機能低下

▼ 無気肺の主な原因と治療

原因	・**全身麻酔による呼吸機能の低下**：全身麻酔による呼吸抑制が出現する可能性がある。不十分な覚醒状態のときには著明に肺活量が低下しているが、麻酔からの覚醒とともに徐々に回復してくる ・**気道内分泌物の増加**：気管内挿管による気道や喉頭への刺激により、気道内分泌物が増加する ・**疼痛**：呼吸は浅表性となり、肺活量は低下する。疼痛により有効な咳嗽ができず、喀痰の貯留により気道浄化性が低下する。疼痛緩和目的のオピオイドは、呼吸抑制が出現する恐れがある ・**術中・術後の同一体位**：換気や血流が肺に均一に分布されなくなる。肺の重量の影響もあり、下側の肺（仰臥位では背側）は虚脱傾向になる。また仰臥位では、腹圧をかけづらく、気道内分泌物を喀出しにくくなる ・**反回神経麻痺**：手術部位（食道・大血管手術など）によっては、術操作による反回神経の損傷により、咳嗽反射が減弱し気道内分泌物を喀出しづらくなり、誤嚥の原因にもなる
治療	・肺理学療法 ・NPPV・IPPV：気道内に陽圧を加えることで肺の虚脱を予防し、肺の拡張を促す ・去痰薬の投与 ・気管支鏡の施行

IPPV：invasive positive pressure ventilation、侵襲的陽圧換気

術後肺炎

　肺炎とは、何らかの病原体の侵入によって引き起こされた肺実質の炎症です。貯留した分泌物で病原微生物が増殖し発症します。気管挿管の刺激による嘔吐や胃内容物が、気管や気管支に逆流することでも発症します。その多くは**術後3〜5日ごろ**に発症します ▶P133。

> **ここに注意！**
> 特に、術後も継続して気管挿管での人工呼吸器管理が必要な患者は、**人工呼吸器関連肺炎（VAP）** のハイリスク群なので注意が必要です。

VAP：ventilator-associated pneumonia、人工呼吸器関連肺炎

呼吸器系（無気肺・肺炎・肺水腫）

▼ 術後肺炎を起こしやすい患者

喫煙歴	肺気腫のような肺実質への不可逆的変化や喫煙による気道粘膜の絨毛運動低下、末梢気道の機能低下、気道内分泌物の増加
高齢	加齢に伴う肺機能低下
長期の人工呼吸器管理	気管チューブのカフ上部に溜まった分泌物の垂れ込み
低栄養状態	呼吸筋力の低下・免疫力の低下
口腔衛生状態不良	口腔内細菌の増加

▼ 術後肺炎の症状

- 発熱
- 呼吸困難（頻呼吸）
- 頻脈
- 湿性咳嗽
- 気道内分泌物の増加・膿性の気道内分泌物
- 炎症データの上昇（CRP・白血球）
- 呼吸音の減弱、病巣部でのラ音聴取
- 低酸素血症・高炭酸ガス血症（PaO_2低下・SaO_2低下・動脈血炭酸ガス分圧〈$PaCO_2$〉上昇）

▼ 術後肺炎の主な原因と治療

原因	・口腔・鼻腔内分泌物の垂れ込み ・胃内容物の誤嚥 ・気管挿管（気管チューブは気道粘膜を損傷し細菌の付着を促進する） ・不潔な吸引などの気道操作 ・喀痰の排出困難 ・無気肺
治療	・抗菌薬投与 ・肺理学療法 ・栄養管理 ・人工呼吸管理：呼吸不全状態の患者 ・安静と対症療法

肺水腫

　肺毛細血管静脈圧や中心静脈圧の上昇、血漿膠質浸透圧の低下、肺毛細血管壁の透過性亢進などの原因によって、肺胞腔内にまで液体成分が貯留し、換気が妨げられた状態となります。ほとんどの場合は、麻酔終了後30分以内に発症します。

▼ 肺水腫の主な原因（種類別）と治療

原因	心原性肺水腫	心筋梗塞や不整脈などが誘因となり、左心不全を起こし、静脈圧の上昇によって肺胞や間質に水分が貯留する
	非心原性肺水腫	アナフィラキシー、ARDSなどが誘因となり、血管透過性が亢進することで、肺胞や間質に水分が貯留する
治療	・人工呼吸管理 ・肺理学療法	・肺水腫の原因診断と原因に対する治療 ・薬剤投与の検討（強心薬や利尿薬の投与）

Word
ARDS：acute respiratory distress syndrome、急性呼吸窮迫症候群

起こりやすい術後合併症③
肺血栓塞栓症

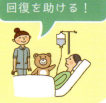

合併症を防いで、回復を助ける！

コレだけおさえよう！

- 術後の歩行開始時や排尿・排便動作時に発症することが多い。
- 肥満、下肢静脈瘤、長期臥床などのハイリスク群は特に注意する。
- PTEやDVTの初期症状を観察したら、早急に医師に報告する。

　肺塞栓症（PE） は、肺動脈が血栓や脂肪、空気などにより狭窄または閉塞し、急激な循環不全を引き起こし、致命的な結果をもたらします。PEのなかで最も多いのが肺血栓塞栓症（PTE）で、深部静脈血栓症（DVT）が原因となり、下肢や骨盤などの深部静脈に生じた血栓が血流に乗って運ばれ、肺動脈の一部が閉塞することで起こります。

　PTEは、術後の歩行開始時や排尿・排便動作時に発症することが多くあります。特に肥満、下肢静脈瘤、長期臥床などは、リスクが高く注意が必要です。症状は**突然の呼吸困難、胸痛、頻呼吸、頻脈、ショック**などです。

　予防法は、「肺血栓塞栓症および深部静脈血栓症の診断、治療、予防に関するガイドライン」[3]を参考にして、患者にあわせて選択されています ▶P74 。**早期離床**と足関節の**底背屈自動運動**の促進とともに、リスクの高い患者は抗凝固療法を同時に行います。抗凝固療法を行う患者に対しては、薬剤の管理が必要となります。

　PTEやDVTの初期症状を観察した場合は、早急に医師に報告する必要があります。医師から指示された処置や肺動脈造影、胸部造影CT、右心カテーテル検査の準備を行います。

> **ここに注意！**
> 術後の歩行開始時、排泄動作時の発症が多いため、特に肥満、下肢静脈瘤、長期臥床の患者は十分注意します。

> **アドバイス**
> 急性肺血栓塞栓症の場合は、呼吸循環動態を改善するための治療や酸素吸入、人工呼吸器の装着、抗凝固療法、血栓溶解療法などが行われるので、協力して早急に対応しましょう。

> **Word**
> PE：pulmonary embolism、肺塞栓症

看護4
手術決定〜術前日／術当日／術中／術後〜退院／安全管理

肺血栓塞栓症

▼ 肺血栓塞栓症の主な症状

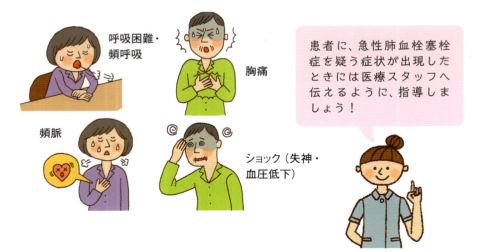

▼ ベッド上で行う足関節の底背屈自動運動

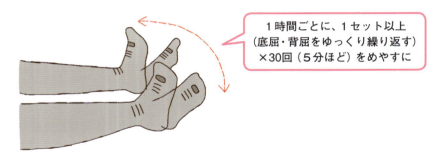

1時間ごとに、1セット以上（底屈・背屈をゆっくり繰り返す）×30回（5分ほど）をめやすに

▼ 患者指導で活用できる説明用紙（一例）

● 安静臥床中の患者に向けた説明用紙が、日本医療安全調査機構ホームページ（https://www.medsafe.or.jp/uploads/uploads/files/teigen-02setumei.pdf、2019. 9. 10. アクセス）に掲載されている

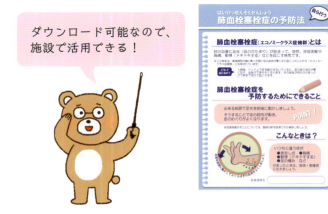

起こりやすい術後合併症④
せん妄

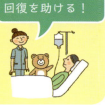
合併症を防いで、回復を助ける！

コレだけおさえよう！

- 高齢者や、侵襲の大きい手術や集中治療室での治療・管理を受けている不安の強い患者は、発症するリスクが高い。
- 術後数日で発症し、急性に精神障害に至るが一過性である。

せん妄とは、患者の背景や術後の物理的環境、手術侵襲による身体の状態などが複雑に関連しあって発症する、一過性の精神障害です。特に、高齢者や侵襲の大きい手術や集中治療室での治療・管理を受けている不安の強い患者は発症する可能性があります。

一般的に、**術後数日**で発症し、急性に精神障害に至りますが、認知症とは異なり誘因を排除することにより、後遺症を残さず回復します。

▼ せん妄の主な症状

- 落ち着きがなく、カテーテルやラインなどに違和感を示す
- 言動や行動が活発化または低下する
- 不眠、悪夢をみる
- 幻覚や妄想をみる
- カテーテルやラインの自己抜去
- 大声を出すなどの精神的興奮
- 発作時の記憶障害
- 昼夜逆転などの睡眠障害
- 注意力の低下

せん妄を見逃さないために、定期的に評価ツール（ICDSC）を使用してアセスメントしましょう！

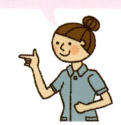

ここでチェック！

せん妄の評価ツールとして、ICDSC（intensive care delirium screening checklist）や、CAM-ICU（confusion assessment method for the ICU）があります。ICDSCは、意識レベルの変化、注意力欠如、失見当識など8項目について、8時間ごとをめやすに定期的に評価します。8点満点のうち、4点以上を「せん妄」と判定します[4]。

せん妄

看護のポイント

1 予防のための援助

せん妄を予防するための援助を以下に示します。
①**リスクの高い患者**を予測して、モニタリングする
②術前から術後までの処置や治療、身体的・物理的環境の変化について、イメージできるように**情報提供**する
③術後は、現在の身体状況と環境について説明し、**現状を理解**できるように配慮する
④疼痛の緩和などで、**休息（睡眠）と活動のバランス**を保つ
⑤**昼夜のリズム**や生活を乱さないよう援助する

2 発症した際の援助

せん妄を発症した際は、以下のような援助を行います。
①予防のための援助を継続する
②幻覚や妄想に対しては否定せずに受け止め、対処する
③ベッドの高さは低くし、ベッド柵は確実に設置・固定して、転落を予防する。ベッドの片側を壁に寄せて配置し、床マットを設置するなど工夫する
④ルート類の自己（事故）抜去を予防する
⑤病室への訪問回数を増やしたり、ナースステーション近くに病室を移したり、迅速に対応できる体制をとる
⑥行動を察知するための離床センサーなどを活用する
⑦家族への援助として、せん妄の特徴や対応について家族にも説明し、安心できるように配慮する
⑧身体拘束は、基本的人権や人間の尊厳を守ることを妨げる行為のため、最小限とする

▼ せん妄発症時のケア

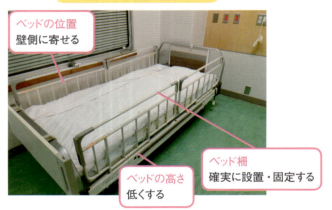

ベッド配置の工夫
- ベッドの位置 壁側に寄せる
- ベッド柵 確実に設置・固定する
- ベッドの高さ 低くする

自己抜去を防ぐためのケア
- 不要なルートは**早めに抜去**する
- **固定を確実に**行う
- ルートが気になる様子があれば、病衣の下を通すなど、患者の**視界に入らないよう工夫**する
- インフォームドコンセントを行い、同意書をとって**行動を制限**する（ただし、患者の人権に配慮し、抑制は最小限とする。抑制を行う場合は定期的な観察を行い、末梢循環障害に注意する）

起こりやすい術後合併症⑤
悪心・嘔吐

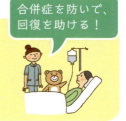
合併症を防いで、回復を助ける！

 コレだけおさえよう！

- PONVの危険因子を知っておく。
- 悪心・嘔吐は、早期離床や早期の経口摂取を妨げる。

　術後の悪心・嘔吐は、早期離床や早期の経口摂取を妨げ、回復遅延やその他の術後合併症にもつながるため、注意が必要です。**術後悪心・嘔吐（PONV）**は乗り物に酔いやすい、非喫煙、オピオイドの使用、女性などが危険因子として挙がります。術後の鎮痛薬として使用されるオピオイド（フェンタニルクエン酸塩など）は催吐性が問題となります。
　症状出現時の対策として、窒息予防のため側臥位とし、ガーグルベイスンや吸引を準備します。また、オピオイドの中止、制吐薬の静注が考慮されます。においは悪心・嘔吐を誘発することもあるので、食事や吐物のにおいにも配慮が必要です。

 Word
PONV：postoperative nausea and vomiting、術後悪心・嘔吐

▼ PONVの危険因子

患者因子	女性、若年（50歳未満）、非喫煙者、片頭痛もち、PONV・乗物酔いの既往
その他の因子	揮発性麻酔薬の使用、長時間麻酔、術後のオピオイド使用、亜酸化窒素の使用、胆嚢摘出術、婦人科手術、腹腔鏡手術

若年・女性

非喫煙者

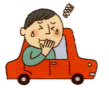
乗物酔いの既往

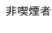
片頭痛もち

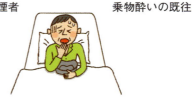
PONVの既往

イレウス

起こりやすい術後合併症⑥
イレウス

合併症を防いで、回復を助ける！

コレだけおさえよう！

- 下腹部手術の術後1〜2週間目に多い。
- 絞扼性イレウスは、緊急手術になる可能性がある。

　一般的には術後、腹部手術の影響によって生理的イレウス（腸閉塞）が生じ、通常48〜72時間で回復します。術後イレウスは下腹部手術の**術後1〜2週間目**に多く、**麻痺性イレウス**と**単純性イレウス**が大部分を占めます。

　イレウスが起こると腸内容物の通過障害により、腸管が異常に拡張し、腹部膨満感や腹痛、嘔吐などの症状が出現します。

イレウスの分類

1 機能的イレウス（麻痺性：腸管機能の低下が原因）

　腹部手術では、術後生理的に消化管機能が低下しますが、小腸は24時間、胃は24〜48時間、大腸は48〜72時間で運動が改善するといわれています。この状態が遅延し改善しない場合、術後イレウスと判断されます。

2 機械的イレウス（物理的な腸管の閉塞が原因）

　術後の癒着や吻合部の狭窄などによる**単純性（閉塞性）イレウス**（血流障害なし）と、腸管再建後の**腸間膜ヘルニア**や、腸捻転による**複雑性（絞扼性）イレウス**（血流障害を伴う）があります。

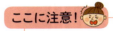
ここに注意！

絞扼性イレウスは血流障害を伴うため、緊急手術になる可能性があります。

看護のポイント

共通する症状として、悪心・嘔吐、腹部膨満、腹痛、排便・排ガスの停止があります。

麻痺性イレウスでは腸雑音の減弱や消失がみられ、絞扼性イレウスでは腸音の減弱、反跳痛や筋性防御反応などの腹膜刺激症状、腸管壊死による代謝性アシドーシスやクレアチンキナーゼ（CPK）、乳酸脱水素酵素（LDH）、アルカリフォスファターゼ（ALP）の異常高値がみられます。

術後イレウスの予防や早期発見のためには、生理的腸管麻痺からの回復状況やイレウス症状の出現がないか観察を行います。そのほか、ドレナージの管理、体位変換や早期離床など腸蠕動運動促進のための援助、回復した腸管機能の維持が重要となります。

▼ イレウスの実際（癒着性イレウスの腹部単純X線画像）

立位

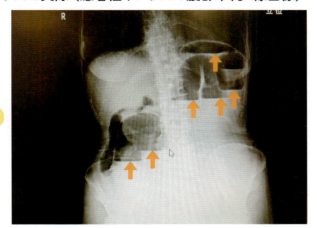

● はっきりとした鏡面像(ニボー像 ↑)が見える

臥位

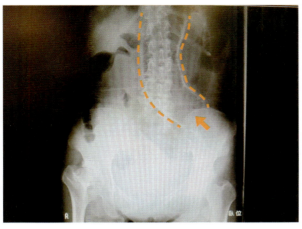

● ニボー像は消え、拡張した腸管像（↑）がよく見える

高血糖

起こりやすい術後合併症⑦
高血糖

合併症を防いで、回復を助ける！

 コレだけおさえよう！

- 高血糖は気道・尿路感染やSSI、創傷治癒遅延のリスクが高くなる。
- 手術前後の血糖管理には、一般的にスライディングスケールが用いられる。
- インスリンは重大事故を招く可能性の高い薬剤であると強く認識する。

　健康な人であっても、手術を受けることで交感神経が活発化し、インスリン拮抗性ホルモンの放出によってインスリン抵抗性が高まり、**外科的糖尿病**と呼ばれる高血糖状態となることが知られています。

　高血糖が継続すると、血流障害や免疫力の低下から気道・尿路感染 や SSI、創傷治癒遅延のリスクが高くなります。高血糖による浸透圧利尿によって、さらに著しい高血糖と高度の脱水（高浸透圧血症）から体液バランスの失調が生じ、循環不全をきたす可能性があります。しかし、低血糖の発生も患者予後を悪化させる可能性があります。現在、重症患者の目標血糖値は **140 ～ 180mm/dL** が妥当と考えられています。

　手術前後の血糖管理には、一般的に**スライディングスケール**が用いられますが、スライディングスケールは測定された血糖値の値に応じて、あらかじめ決めておいたインスリン量を投与するため、思わぬ高血糖や低血糖をきたすこともあり、注意が必要です。また、インスリンは重大事故を招く可能性の高い薬剤であることを忘れないようにしましょう。

ここに注意！

インスリンの種類（超速効型・速効型・中間型・持続型・持効型インスリンなど、何種類もあるため注意）、投与量、投与方法、指示（欠食、注射時間、スケールなど）の見落とし、打ち忘れ、重複注射などがないように十分注意しましょう。

アドバイス

簡易血糖測定器は、集中治療患者（低体温、カテコラミン使用中など）で使用することを想定して開発されていないため、集中治療室では静脈血採血や血液ガス分析装置で血糖測定を行います。

> **スライディングスケール**：測定した血糖値に基づいて、そのときに注射するインスリン量を調節する方法。医師があらかじめ血糖値に応じたインスリン量を決めておいた指示表（スライディングスケール）を使用し、測定された血糖値の高さに応じてこのスライディングスケールに従ったインスリン量を注射する

▼ インスリン注射液とインスリン専用ディスポーザブル注射器（一例）

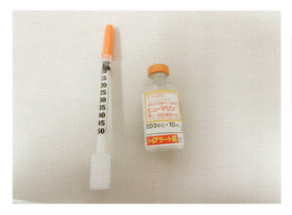

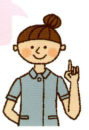

> ヒューマリン®Rは1mLが100単位になります
> 専用の注射器を使って、薬剤を吸い上げます

● 写真の注射器（BDロードーズ™ 1/2mL）は、1本で0.5mL/50単位を吸い上げることができる

　血糖降下薬を使用した際の合併症で、最も頻度が高いのは**低血糖**です。糖尿病患者の低血糖の原因は、インスリンや血糖降下薬などによる医原性低血糖です。

▼ 注意したい低血糖の臨床症状

- 動悸
- 振戦
- 発汗
- 認知能力低下
- 片麻痺

> 低血糖症状は、脳血管障害の症状と共通点が多いので、注意して鑑別しましょう！

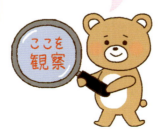

腎障害

起こりやすい術後合併症⑧
腎障害

合併症を防いで、回復を助ける！

コレだけおさえよう！

- 術後に確保しなければならない尿量は0.5〜1.0mL/kg/時。
- 早期に尿量減少に気づき、対応することが重要である。

　術後は手術侵襲に伴う生体反応として、サードスペースへ水分が移動することで、水分・電解質は体内に貯留されます。サードスペースへの水分貯留の程度は、手術侵襲の強さに比例するため、術後に十分な輸液がなされないと脱水になり、循環不全や**急性腎障害（AKI）**を引き起こします。

　術後の全身状態が回復してくる過程で、サードスペースに貯留していた体液は血管内に戻ります。一般的には、術後約24〜72時間で尿量が増える時期になりますが、手術侵襲の程度や術前の体液バランスにより変化するため、**尿量のモニタリング**が重要となります。

　手術室から帰室した際に、採尿バッグに排出されている尿量を計測して記録し、そこから術後尿量測定を始めます。麻酔記録 ▶P181 を参照し、手術時間や術中の輸液量と種類・尿量を把握しておきましょう。

　術後に確保しなければならない尿量は**0.5〜1.0mL/kg/時**です（体重50kgの人で25〜50mL/時）。この値を下回る場合は「尿量減少」と判断されます。**乏尿**や**無尿**になってから対応を開始すると、腎障害が不可逆的になる可能性もあります。早期に尿量減少に気づき、対応することが重要です。

> **Word**
>
> **AKI**：acute kidney injury、急性腎障害。血清クレアチニンの変化と尿量のみで診断するため多様な病態を含む。早期診断と早期介入による予後改善を目指した新たな疾患概念として提唱された
> **乏尿**：400mL/日以下
> **無尿**：100mL/日以下

看護のポイント

1 腎後性

①**尿道留置カテーテルの閉塞**の有無を確認する
②膀胱内に尿が貯留していれば、尿道留置カテーテルの**フラッシング**あるいは**交換**を行い、閉塞を解除する

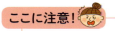

> **ここに注意！**
> 特に血尿となる泌尿器科手術の術後では、カテーテル閉塞の発生頻度が高いため注意が必要です。

2 腎前性

①**バイタルサイン**を計測して心拍数増加、血圧低下、発熱、ドレーン排液の増加があるときは脱水を疑う
②ドレーンあるいは創部からの**出血**がないか確認する
③中心静脈カテーテルが留置されている患者では、**中心静脈圧**をモニタリングする（低下してきた場合は、循環血液量減少が疑われる）
④医師に報告し、指示のあった輸液を投与する（脱水による循環血液量減少と判断された場合は、細胞外液を輸液する。術後出血による尿量減少では、追加の輸液もしくは輸血を行う）

3 腎性

①脱水が補正されており、十分な循環血液量があることを確認したうえで、フロセミドなどの利尿薬が投与される
②**血液検査**で腎機能をみて、アシドーシス、高カリウム血症がないか確認する
③腎前性と腎性の鑑別のため、**24時間蓄尿**での検査を要することもある

▼ 腎障害の原因別分類

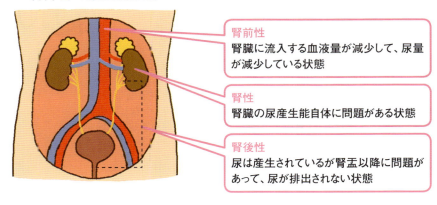

腎前性
腎臓に流入する血液量が減少して、尿量が減少している状態

腎性
腎臓の尿産生能自体に問題がある状態

腎後性
尿は産生されているが腎盂以降に問題があって、尿が排出されない状態

褥瘡

起こりやすい術後合併症⑨
褥瘡

合併症を防いで、回復を助ける！

コレだけおさえよう！

- 術中〜術後は、褥瘡を形成する可能性が高くなる。
- 患者個々の褥瘡発生リスク、離床計画にあわせて、適切な術後のマットレスを選択する。
- MDRPU、DTIにも注意する。

　手術室看護師も手術中の褥瘡予防のためのケアを行っていますが、麻酔下での長時間の同一部位の圧迫や末梢組織の虚血・皮膚の浸潤により、術中〜術後は褥瘡を形成する可能性が高くなります。手術室内での不動に引き続き、術直後から数日間は創部痛や発熱、ドレーン類の挿入によって、ベッド上で過ごす時間が多くなります。また、鎮痛薬の使用によって知覚の認知機能が低下し、同一体位による疼痛を感じにくくなり、長時間同一部位に圧迫が加わることでも、褥瘡が発生する可能性があります。さらに、術中・術後に用いる医療機器によって**医療機器関連圧迫創傷（MDRPU）**の発生リスクもあります。

▼ MDRPUの実際

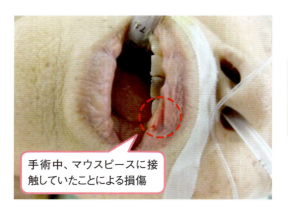

手術中、マウスピースに接触していたことによる損傷

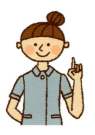

このような場合は口腔ケアを行い、潰瘍部の創面にアズノール®軟膏を塗布します

Word

MDRPU：medical device related pressure ulcer、医療機器関連圧迫創傷。術後は酸素マスクや弾性ストッキングなどの装着、胃管やドレーンなど医療機器が身体に接触する場面が多くあり、定期的に観察しないと発生する可能性がある

体位変換は、日本褥瘡学会の「褥瘡予防・管理ガイドライン」[5]で基本的に**2時間以内の間隔**で行うよう推奨されています。適切な耐圧分散マットレスの使用環境下では、4時間以内で検討しても構いませんが、患者の全身状態や皮膚状態を十分にアセスメントしましょう。

高機能型エアマットレス使用は耐圧分散できるので褥瘡予防には効果的ですが、安定性に欠けるため離床の妨げになる可能性もあります。そのため、術後は離床段階にあわせてエアマットレスの設定条件を変更する必要があります。術式、術後合併症の危険性、患者個々の褥瘡発生リスク、離床計画にあわせて、適切なマットレスを選択しましょう。

特に最近増加している低侵襲の内視鏡手術では、手術台のローテーションなどで、患者の身体に圧迫やずれが生じやすくなりますが、深部損傷褥瘡（DTI）は深部で起こっているため、手術直後は一見して皮膚発赤がわからないことがあります。病棟看護師もどのような体位を取ったのか理解しておき、観察する必要があります。

▼ 褥瘡予防用体圧分散マットレスの選択基準（倉敷中央病院）

- OHスケール（4項目）で患者の危険因子を評価し、適切なマットレスを選択する
  例：OHスケール6点であればエアマットレス「トライセルE」を選択

危険要因の点数配分（OHスケール）		合計点数	マットレス素材	製品の例（厚さ）
①自立体位変換（麻痺、安静度、意識状態、麻酔）		0点 リスクなし	なし	・基本マットレス（コンフォケアマット、エバーフィット清拭タイプ）
できる	0	1〜3点 軽度リスク	ウレタンマットレス	・アイリス2（7.5cm） ・ソフィア（10cm） ・マキシーフロート（15cm）
どちらでもない	1.5			
できない	3			
②病的骨突出		4〜6点 中等度リスク	エアマットレス	・トライセルE（10cm）
なし	0			
軽度・中等度	1.5			
高度	3			
③浮腫		7〜10点 高度リスク	ハイリスク用エアマットレス	・ネクサス®R（12cm） ・アドバン（16cm）
なし	0			
あり	3			
④関節拘縮				
なし	0			
あり	1			
合計	点			

アイリス2（株式会社ケープ）

トライセルE（株式会社ケープ）

アドバン（株式会社モルテン）

Word

DTI：deep tissue injury、深部損傷褥瘡。圧迫とずれにより深部の軟組織が損傷したことによって生じた紫色、または栗色に変色した欠損していない限局した皮膚または血腫のこと[5]

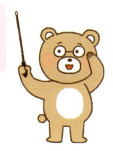

リスクを考慮してマットレスを選択していきましょう！

術後感染

起こりやすい術後合併症⑩
術後感染

合併症を防いで、回復を助ける！

コレだけおさえよう！

- 手術操作に関係した部位に生じた感染はSSI、手術操作が直接及ばない部位に生じた感染はRIという。
- 感染予防として、不必要なカテーテルは早期に抜去する。

周術期に起こる感染

手術操作に関係した部位に生じる手術部位感染（SSI）と、手術操作が直接及ばない部位に生じる**術野外感染症（RI）**に大別されます。

> **Word**
> RI：remote infection、術野外感染症。遠隔感染ともいう

1 手術部位感染（SSI）

SSIは、患者自身が消化管や皮膚にもっている細菌で起こることがほとんどです。消化管を操作する手術や術前から術野に汚染が存在する手術などでは、SSI発生率が高くなります。そのため、汚染手術の場合には、皮膚を縫合せず開放として手術を終了し、4～7日程度創部の状態をみて、二期的に皮膚縫合することもあります。

SSIは**術後5日目以降**程度で発症します。血液検査データでは、白血球数の増加、CRP値の上昇がみられます。切開部またはドレーンからの排膿、疼痛、圧痛、局所性の腫脹、発赤、発熱の症状が出現します。

▼ SSIの分類

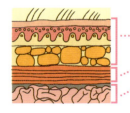

SSI	感染部位
表層切開部	皮膚、皮下組織
深層切開部	筋膜、筋層
臓器体腔	腹腔内感染、心内外膜炎、縦隔洞炎、頭蓋内感染、骨髄炎、副鼻腔炎、乳腺炎、血管の感染など

128

2 術野外感染症（RI）

　RIはカテーテル感染、尿路感染、肺炎などです。人工呼吸器関連肺炎（VAP）や、起因菌となる **MRSA** などの耐性菌が、医療スタッフの手指を介して感染することによる発症が多くみられます。

1. カテーテル感染

　持続点滴部位の静脈炎は、留置から **72時間以降** に発症しやすく、刺入部の発赤、腫脹を認めます。カテーテルの定期的な交換は必要ありませんが、感染徴候がないか観察を行い、必要時は抜去・交換します。「血管内留置カテーテル関連感染防止CDCガイドライン2011」[6]では、輸液セットは96時間より頻回に交換する必要はありませんが、血液製剤や脂肪乳化剤を使用するラインは24時間以内に、プロポフォールを使用するラインは6～12時間での交換が推奨されているので注意しましょう。

2. 尿路感染

　「カテーテル関連尿路感染（CAUTI）予防のためのCDCガイドライン2009」[7]では、正当な理由がない限り、**術後24時間以内**に尿道留置カテーテルを抜去することが推奨されています。カテーテル留置中は、尿道口付近を清潔にし、陰部洗浄を行います。採尿バッグの位置に注意して管理し、尿検体の採取時には、採尿ポートを消毒して無菌的に採取します。

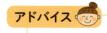
尿道留置カテーテルは、不要であれば早めに抜去するようにしましょう。

MRSA：methicillin-resistant *Staphylococcus aureus*、メチシリン耐性黄色ブドウ球菌

▼ 採尿バッグ設置のポイント

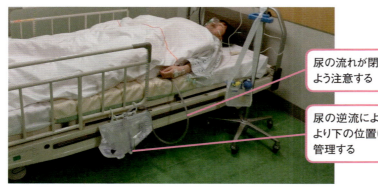

尿の流れが閉塞しないよう注意する

尿の逆流による感染を予防するため、膀胱より下の位置に設置し、床につけないように管理する

回復過程の理解

術後の看護援助①
回復過程の理解

合併症を防いで、回復を助ける!

 コレだけおさえよう!

● 手術から回復までの生体反応の推移をおさえる。

術後患者に対する看護援助を考えるうえでおさえておきたいのが、術後の回復過程です。**ムーアの分類**は、術後患者の経過を4病期に区分し、各病期における生体反応や臨床症状を述べています。半世紀以上前に提唱された学説ですが、生体反応の推移を理解するうえで有用です。

▼ ムーアの分類

病期	期間	臨床所見	内分泌系	代謝・生化学系
第1相 異化相・ 障害期	麻酔・手術開始から始まり、2～4日間持続	・頻脈傾向 ・体温上昇（約1℃） ・循環血液量、細胞内液が減少し、細胞外液が増量する ・腸蠕動、分泌が減弱～消失する ・周囲への関心が欠如し、疼痛の少ない楽な姿勢から動こうとしない ・高齢者では一過性の興奮状態を招くこともある	副腎刺激状態 ・副腎髄質：アドレナリン↑、ノルアドレナリン↑ ・副腎皮質：ACTH↑、コルチコイド↑などにより、血糖値が上昇する ・尿中17-OHCS↑、好酸球↓、アルドステロン分泌↑によりNaと水分の再吸収が触診して細胞外液貯留が起こる（24時間で前値に戻る） ・ADH分泌↑により、尿細管での水分再吸収と尿の濃縮が促進される	・タンパク異化の亢進（骨格筋タンパクが動員される） ・尿中窒素排泄が増加し、窒素平衡は負となる
第2相 異化相・ 転換期	術後3～5日目から1～3日持続	・脈拍、体温の正常化 ・周囲への関心が戻る ・創部痛が消失し、体動が容易となる ・食欲、腸蠕動、分泌も回復する ・動く意欲はあるが、体力回復は不十分	・副腎機能は正常化する ・大部分のホルモン分泌が正常になる ・水分とNaは排泄され、貯留が消失する	・尿中窒素排泄量が減少し、窒素平衡は負から正に戻るが、タンパク合成は十分なカロリー補給がないと起こらない ・水分、塩分の利尿、尿中K↓、Na・Cl↑、Kの平衡は正常化する
第3相 同化相・ 筋力回復期	術後1～数週間持続	・体動に苦痛がなくなり、体力も伴い運動が可能となる ・食欲も良好、便通も正常化する	・副腎機能は正常化し、ホルモンの影響はなくなる	・タンパク合成、窒素平衡は正（脂肪合成はない） ・筋組織の合成により体重は90～120g/日ずつ増加する
第4相 同化相・ 脂肪蓄積期	数週間～数か月持続	・体力の十分な回復により、日常生活が戻る ・体重が増加する	・体水分量は一定 ・性機能回復	・窒素平衡はゼロ・脂肪合成により体重は75～150g/日増加する

術後の看護援助② 呼吸・循環管理

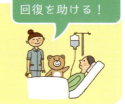

合併症を防いで、回復を助ける！

 コレだけおさえよう！

- 循環モニタリングと輸液管理で循環器系合併症を防ぐ。
- 呼吸器系合併症の予防は、早期離床と術前からの教育が重要である。
- 薬物療法や体位ドレナージ、肺理学療法で気道内分泌物を喀出する。

循環器系合併症の予防

循環器系合併症の予防には、循環動態モニタリングと輸液管理による体液平衡の調整を行います。不整脈や心疾患の既往がある患者、高齢者、侵襲の大きな手術を受けた患者は注意が必要です。

輸液管理では、循環モニタリングとあわせて、1日の水分出納量、電解質のバランスを確認しながら、輸液の滴下速度や指示量を適切に守ることが重要です。

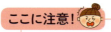 **ここに注意！**

> 適切な輸液管理を行うために、体位変換などによる滴下速度の変化に対する再調整や、屈曲や圧迫による閉塞、患者の活動を妨げないラインの長さに注意しましょう。

呼吸器系合併症の予防

呼吸器系合併症の予防のためには、喫煙者や高齢者などのハイリスク患者には、肺の清浄化のための**禁煙**、気道内分泌物を喀出するための**咳嗽法**、口腔内微生物の増殖を防ぐための**口腔ケア**を教育し、あらかじめ術前からセルフケアを促進しておくことが重要です ▶P20 。術後はそれらを継続しつつ、呼吸運動や排痰を促進するため十分な疼痛緩和や、起座位、体位変換を行い、早期に離床を進めていくことが呼吸器系合併症の予防につながります。

また、喀痰の貯留や無気肺がみられる際は、超音波ネブライザーによる薬物療法や体位ドレナージ、スクイージングなどの理学療法を組み合わせて気道内分泌物の喀出を行い、肺胞での酸素化を促進する援助が基本となります。

呼吸・循環管理

▼ スクイージングの適応・禁忌

適応	禁忌
・末梢〜中枢気道付近に存在する喀痰を、より中枢に移動させたい場合（吸引しても喀痰まで届かないような場合） ・深呼吸を促進したい場合（一回換気量が少なく、浅呼吸をしている場合） ・呼吸困難感を軽減させたい場合	・血行動態が不安定な疾患（ショック状態） ・肺内出血（急性期） ・フレイルチェスト ・胸部手術創 ・肋骨骨折 ・未処置の気胸

1 無気肺

①**アセスメント**：呼吸状態、呼吸音、SpO₂値、各種検査結果などをもとにアセスメントを行う

②**術後早期からの体位変換**：長期臥床は無気肺を起こす可能性が高くなるため、早期から日常生活動作（ADL）の拡大に努める

③**吸入療法**：超音波ネブライザーを使用し吸入を行い、気道内分泌物の粘稠性を低下させる

④**排痰援助**：吸入後、体位ドレナージやスクイージングで、気道内分泌物の移動を助け、喀出を促す

⑤**ポジショニング**：起座位をとることで横隔膜が下がり、肺が拡張しやすくなる

⑥**分泌物の吸引**：自力で気道内分泌物の喀出が困難な場合は、吸引を施行する

⑦**疼痛の緩和**：疼痛は呼吸抑制や咳嗽力の低下、早期離床の遅延を引き起こすため、鎮痛薬の使用などにより、疼痛の軽減を図る

⑧**創部保護**：排痰時には、両手で創部を圧迫することで、咳嗽による創部痛の増強を予防する

⑨**患者教育**：術前から呼吸器系合併症についての患者教育を行う

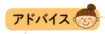

特に禁煙の重要性、予防法、咳嗽方法などの患者教育はしっかり行いましょう。

▼ 無気肺の観察ポイント

- **呼吸状態**：呼吸回数、呼吸パターン（異常呼吸・胸郭の動き）
- **呼吸音**：呼吸音の減弱・消失、エア入り、左右差
- **SpO₂値**：経皮的動脈血酸素飽和度
- **検査データの確認**：動脈血液ガス分析値
- **胸部X線所見**

▼ 創部が痛む場合の咳嗽方法（創部保護）

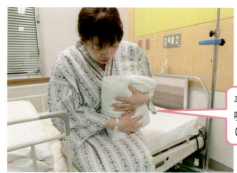

手や枕で創部を押さえて咳をすると、痛みを和らげることができる

● 胸部側方に創がある場合

> **ここでチェック！**
> パルスオキシメーターではSpO₂をモニタリングします。動脈血中のヘモグロビンと酸素の結合〔%〕がSaO₂で、その値が皮膚を通して測定されたのがSpO₂です。SaO₂とSpO₂の値は、末梢循環不全がない場合、ほぼ同じ値となります。

2 肺炎

①**誤嚥対策**：麻酔からの覚醒時、高齢者や反回神経麻痺のある患者の経口摂取開始時は、付き添って摂取状況を確認する

> **アドバイス**
> リスクの高い患者は、経口摂取開始前には「水飲みテスト」を実施します。

②**口腔・鼻腔ケア**：細菌の繁殖源となりやすいため、頻回に口腔・鼻腔ケアを実施し、口腔・鼻腔・咽頭の清潔を保持する
③**疼痛緩和**：創部痛を除去し、術後早期から患者の体位変換や離床を促進する
④**排痰援助**：喀痰の貯留は肺炎の原因となるため、肺理学療法を行い、気道内分泌物の移動を助け、喀出を促す
⑤**ポジショニング**：肺を拡張しやすくするため、ファーラー位（上体を30～60°起こした半座位）をとらせることで横隔膜を下げる
⑥**分泌物の吸引**：自力で気道内分泌物の喀出が困難な場合は吸引を施行する
⑦**薬物療法**：抗菌薬による薬物療法の管理を行う
⑧**栄養状態の改善**：免疫能を向上させるために栄養状態改善の援助に努める
⑨**標準予防策の徹底**：感染の媒介者とならないよう標準予防策に努める
⑩**快につなげるケア**：発熱に対し氷枕を使用するなど、患者の希望を聞きながら援助する
⑪**患者教育**：術前から呼吸器系合併症について、予防法、咳嗽のしかたなどの患者教育と口腔ケアを行う

呼吸・循環管理

▼ 肺炎の観察ポイント

- **呼吸状態**：呼吸回数・呼吸パターン（異常呼吸・胸郭の動き）
- **呼吸音**：エア入り・左右差
- **気道内分泌物**：量と性状
- **検査データの確認**：動脈血液ガス分析値、SpO_2値、胸部X線所見、気道内分泌物の培養検査結果、採血データ
- **肺炎に伴う全身状態の変化**：発熱の有無、重症肺炎では血圧の低下や頻呼吸出現の有無

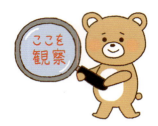

▼ 改訂水飲みテスト（modified water swallowing test）

- 嚥下反射やむせの有無、口へのとり込みや送り込み能力を検査する

実施方法
- 冷水3mLを口腔底に入れ嚥下してもらい、嚥下反射誘発の有無、むせ、呼吸の変化を評価する
- 冷水3mLの嚥下が可能な場合には、さらに2回の嚥下運動を追加して評価する

評価判定
- 評点が4点以上の場合は最大3回まで施行し、最も悪い点数を評点とする

	判定
1点	嚥下なし、むせる and/or 呼吸変化を伴う
2点	嚥下あり、呼吸変化を伴う
3点	嚥下あり、呼吸変化はないが、むせる and/or 湿性嗄声を伴う
4点	嚥下あり、呼吸変化なし、むせ、湿性嗄声なし
5点	4点に加え、追加嚥下運動（空嚥下）が30秒以内に2回以上可能
判定不能	口から出す、無反応

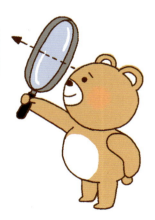

多量の水分嚥下が難しい重症例が適用となります！

術後の看護援助③ ドレーン管理

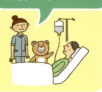

合併症を防いで、回復を助ける！

コレだけおさえよう！

- ドレナージの目的・方式・体液の排出方法・ドレーンの種類を知っておく。
- 排液が突然流出しなくなった場合は、ドレーンの閉塞や屈曲、抜去や接続の外れを疑う。
- 経時的に性状、量を観察し、異常の早期発見に努める。

術後はさまざまな目的にあわせてドレーンが留置されます。例えば術後の胃管は、生理的な腸管の麻痺や浮腫によって、通過が妨げられている胃・腸管の内容物を誘導し、減圧する目的で留置されています。

▼ドレナージの目的

治療的ドレナージ	・臓器障害が進行しないように、ドレーンを用いて治療する ・体内に貯留した体液を体外に排出することで効果を得る（気胸：胸腔ドレナージ、腸閉塞：イレウスチューブ、水頭症：脳室ドレナージなど）
予防的ドレナージ	・縫合部や身体内部の空洞に体液の貯留が予測される場合、あらかじめドレーンを挿入して体液を外に排出する
情報的ドレナージ	・主に術後の患者に挿入され、術後の出血、消化液や胆汁・膵液漏れなどの手術操作により起こった異常を早期に発見し、貯留物の存在や性状を知る目的で留置される ・予防的ドレナージと重複する部分が多くある

▼ドレナージの方式

開放式ドレナージ

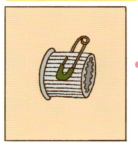

- ドレーン留置の体外側は開放したままガーゼなどで覆い、ドレーンの毛細管現象を利用してドレナージを行う

閉鎖式ドレナージ

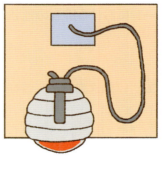

- 挿入部の気密性を保ち、ドレーンを排液バッグや吸引器に直接接続してドレナージを行う

135

ドレーン管理

▼ ドレーンの固定（閉鎖式）

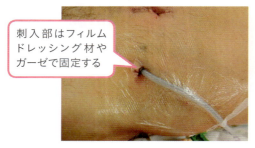

刺入部はフィルムドレッシング材やガーゼで固定する

- 最近では、感染予防の観点から閉鎖式ドレーンを用いることが多くなっている
- 閉鎖式ドレーンには、処置の手間が少ない、排液量を計測しやすいといった利点もある

▼ ドレーンの原理（体液の排出方法）

受動的ドレナージ	チューブの両端の高さを変え、高低差、圧力差を利用したサイフォンの原理で排液する
能動的ドレナージ	設定された陰圧を持続的にかけて吸引する（胸腔ドレナージなど）

看護のポイント

ドレーン管理のポイントを以下に挙げます。
① **クランプ**：緊張性気胸を起こしうる患者の胸腔ドレーンや膵管チューブのクランプは禁忌
② **排液バッグの交換**：無菌操作で行う
③ **（胸腔ドレナージ）ウォーターシール用の水**：必ず滅菌蒸留水を使用する
④ **感染対策**：開放式ドレーンは排液をガーゼに直接吸収させ、感染を起こす可能性が高いため、感染徴候がないか十分に注意する。閉鎖式ドレーンも、逆行性感染予防のため、排液バッグは挿入部より下に設置する
⑤ **排液が突然流出しなくなった場合**：まずドレーンの閉塞や屈曲、抜去や接続の外れを疑う
⑥ **急激に排液量が増加した場合**：出血や体液漏出を疑う。排液が血性になった場合は、出血を疑う
⑦ **経時的な観察**：経時的に性状、量を観察し、異常の早期発見に努める
⑧ **変化があったとき**：バイタルサインの変化もあわせてアセスメントし、医師に報告する

▼ 胸腔・腹腔ドレーンにおける排液の性状（正常な経過）

- 術直後の「血性」から、徐々に「淡血性」→「淡々血性」→「漿液性」へと変化する

血性 → 淡血性 → 淡々血性 → 漿液性

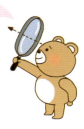

正常な経過から突然変化が現れたときは、医師に報告しましょう

術後の看護援助④
体温管理

合併症を防いで、回復を助ける！

コレだけおさえよう！

- 手術直後は低体温に注意する。
- 術後48時間以内の発熱は、能動的高体温が多い。
- 術後の発熱は、感染症を疑う重要な徴候である。

体温低下の予防

手術中は体温が低下しやすく、**セットポイント**も上がるため、術直後には寒さを訴える患者は少なくありません。手術直後に体温を上げようとして起こる骨格筋の震え（シバリング）は、致死性不整脈や心筋虚血、痛みが増強する原因となります。

患者がベッドに移動した際に体温が低下しないよう、手術室から退室用のストレッチャーや患者移送用ベッドは電気毛布などで加温しておきましょう。また、ベッドの温かさは体温管理に有効なだけでなく、安心感を与えます。

▼ 電気毛布で温めているストレッチャー

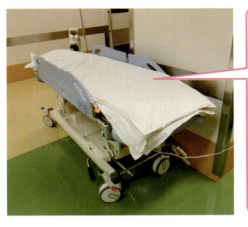

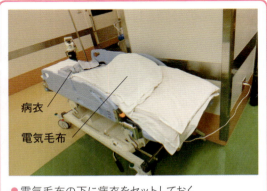

病衣
電気毛布

● 電気毛布の下に病衣をセットしておく

Word

セットポイント：体温調節中枢によって、体温を一定に保つために設定された体温

体温管理

発熱の分類

1 術後48時間以内の発熱

　術後の発熱は、感染症を疑う重要な徴候です。しかし、手術患者においては感染症以外にも発熱をきたす疾患や病態は数多く存在します。術後48時間以内は発熱があっても、全身状態や理学的所見に異常を認めなければ、通常の決まった検査以外は特別に行わず、経過を観察します。これは、術後早期の発熱は手術侵襲によるものが多いためです。**術後48時間以内**の発熱を**術後発熱**といい、**能動的高体温**と**受動的高体温**に大別されます。

　能動的高体温は外傷、手術侵襲、アレルギーへの反応として生じますが、免疫反応としての発熱に冷却は不要なので、原因に応じて対処します。ただし、患者にとっては発熱の苦痛があるので、氷枕を使用するなど、希望を聞いて安楽を図ります。

　術後48時間以内の発熱で頻度は少ないですが、受動的高体温のなかでも**悪性高熱症** ▶P87 など迅速な対応が必要な病態もあるので、注意が必要です。

2 術後5日目以降の発熱

　術後5日目以降の発熱では、まず**術後感染**を疑います。発熱の原因としては縫合不全、尿路感染症、切開部SSI、肺炎、**カテーテル関連血流感染（CRBSI）** などがあります。

　抗菌薬を投与しても炎症所見が改善しない腹腔内感染症では、早期にCT検査を実施し、膿瘍があればドレナージが必要です。

> **Word**
> CRBSI：catheter related blood stream infection、カテーテル関連血流感染

▼ 術後発熱の分類と対応

手術	術後48時間	術後4〜5日以降
能動的高体温 免疫反応としての発熱 あるいは **受動的高体温** 悪性高熱症などに注意	**術後48時間以降の発熱** 感染が原因の場合もあり ・末梢静脈カテーテル、尿道留置カテーテルの継続	**術後5日目以降の発熱** 術後感染を疑う ・縫合不全 ・尿路感染症 ・切開部SSI ・肺炎 ・CRBSI
基本的に経過観察	基本的に経過観察だが、感染の可能性も考慮する	抗菌薬を投与・外科的処置

138

術後の看護援助⑤
疼痛管理

合併症を防いで、回復を助ける！

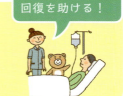

コレだけおさえよう！

- 術後疼痛は、身体・精神面など多岐にわたり影響を及ぼす。
- 患者に施行されている鎮痛法の利点と欠点を理解する。

術後疼痛は術後の呼吸、頻脈や高血圧といった循環器系、喀痰の排出などの呼吸器系、消化器系、不穏やせん妄といった精神面など、多岐にわたり影響を及ぼします。術後の疼痛管理を的確に行うことは、術後合併症の減少や早期離床促進のために重要となってきます。

看護師は、患者に施行されている鎮痛法の利点と欠点を理解し、患者の痛みに対する反応をよく観察する必要があります。

鎮痛法

術後疼痛に対する鎮痛法には、主に以下の方法があります。
① 疼痛時（患者が疼痛を訴えたとき）に鎮痛薬を投与
② 持続投与（硬膜外鎮痛法）
③ 硬膜外持続投与に自己調節鎮痛法を組み合わせた **PCEA** と経静脈的投与による患者自己調節鎮痛法（**IV-PCA**）
④ 末梢神経ブロック

> **Word**
>
> **PCEA**：patient controlled epidural analgesia、自己調節硬膜外鎮痛法
> **IV-PCA**：intravenous-patient controlled analgesia、経静脈的投与による患者自己調節鎮痛法

1 疼痛時に鎮痛薬を投与

疼痛時にナースコールで看護師を呼んでもらい、看護師が痛みを評価します ▶P13 。評価した痛みをもとに、主治医の指示を確認するか、医師に連絡して処方をもらい、患者に鎮痛薬を投与します ▶P203 。

疼痛管理

2 持続投与（硬膜外鎮痛法）

硬膜外鎮痛法 ▶P188 は体動時痛が強く、内臓痛も関与しているような胸部や上腹部の術後鎮痛に適しています。ERASでは、「硬膜外麻酔は静脈麻酔と比べて疼痛管理が良好で、手術ストレス反応が軽減される」また、「硬膜外麻酔の使用により術後肺合併症が減少する」との理由から、硬膜外麻酔の併用が推奨されています。

硬膜外鎮痛法の副作用としては、血圧低下、運動神経遮断、悪心・嘔吐、掻痒感があります。頻度は少ないですが、硬膜外血腫などにより神経障害を起こす可能性もあるので、背中や腰の痛み、感覚異常、下肢の動きにくさはないか、観察する必要があります。

3 自己調節鎮痛法（PCEA・IV-PCA）

PCAとは自己調節鎮痛法のことで、投与経路が硬膜外からのときはPCEA、静脈からのときにはIV-PCAと呼ばれます。

PCAには患者が痛みを感じたときにただちに鎮痛薬が投与できるという利点があります。専用ポンプを使って、**持続投与**、**ボーラス投与**、**ロックアウト時間**の3つの基本設定で投与する仕組みです。

1. 持続投与

患者がボタンを押さなくても持続的に鎮痛薬が投与されます。作用持続時間が短い鎮痛薬の効果持続や、睡眠中に痛みで覚醒してしまうことを防ぐ目的で行います。

2. ボーラス投与

患者がボタンを押したときに注入する鎮痛薬の量を、設定して行う投与法です。

3. ロックアウト時間

鎮痛薬の投与間隔を制限する時間で、この期間はいくらボタンを押しても鎮痛薬は投与されません。過剰投与にならないための安全設定です。

▼ 携帯用ディスポーザブル型PCA装置（一例）

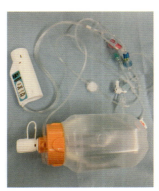

鎮痛をすべて患者に任せるのではなく、疼痛の程度や薬液の残量など十分な観察が必要です

- ボタンを押すタイミングについて、患者に説明が必要
- 使用方法を理解して自己操作できる患者に適応

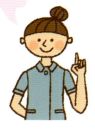

4 末梢神経ブロック

　超音波ガイド下末梢神経ブロックが急速に普及し、従来の方法と比べ安全性と成功率が向上したことで適応が増えました。

　また、血栓性疾患や術後肺塞栓症予防のため、術前後に抗凝固薬を投与する抗凝固療法を行っている患者の増加により、硬膜外鎮痛法を選択できない患者に対しても実施できる末梢神経ブロックの有用性が再評価されてきています（末梢神経ブロックも出血による血腫や神経障害のリスクがないわけではないが、脊髄レベルでの神経障害リスクに比べて重大性は低い）。

　最近では、長時間作用型局所麻酔薬（ロピバカイン塩酸塩水和物〈アナペイン®〉、レボブピバカイン塩酸塩〈ポプスカイン®〉）が出現し、局所麻酔薬中毒のリスクが軽減し、安全に施行することが可能となりました。

▼ 末梢神経ブロックの実際（腹直筋鞘ブロック）

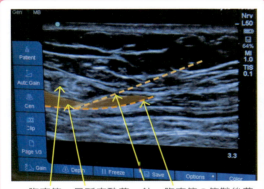

腹直筋　局所麻酔薬　針　腹直筋の筋鞘後葉
● 腹直筋と腹直筋筋鞘後葉の間に、局所麻酔薬を注入している

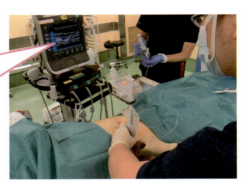

● 腹直筋鞘ブロックは、腹部正中の痛みに効果があり、側腹部のドレーンなどには効きづらい

▼ 代表的な鎮痛薬

オピオイド	・モルヒネ塩酸塩水和物 ・フェンタニルクエン酸塩
麻薬拮抗性鎮痛薬	・ブプレノルフィン塩酸塩（レペタン®） ・ペンタゾシン（ソセゴン®）
NSAIDs	・フルルビプロフェンアキセチル（ロピオン®） ・ジクロフェナクナトリウム（ボルタレン®） ・ロキソプロフェンナトリウム水和物（ロキソニン®）
アセトアミノフェン	・アセリオ

作用機序や作用時間が異なるため、注意が必要です ▶P203

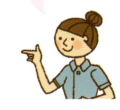

Word
NSAIDs：non-steroidal anti-inflammatory drugs、非ステロイド抗炎症薬

疼痛管理

看護のポイント

　術後の疼痛は、主に組織損傷によって起こる**侵害受容性疼痛**であり、基本的に疼痛管理の基本は痛みをゼロに近づけることが目標です。しかし、疼痛は創部からだけとは限りません。気腹法による腹腔鏡の術後には、腹腔内に残存した炭酸ガスによる横隔神経の刺激により、肩痛を訴えることが多くあります。また、心理的影響も大きく受けます。

　過剰に鎮痛薬を使用することは呼吸抑制などの重篤な副作用出現にもつながります。疼痛管理では、患者の訴えを傾聴し"痛い"という患者の思いを受け止めて、痛みの原因をアセスメントすることが重要です。

　術後の合併症予防のための早期リハビリでは、咳嗽や体位変換の一時的な刺激によっても創部痛は出現します。咳嗽や起き上がり時などの介助では、創部を圧迫し振動が伝わるのを予防し、疼痛の緩和に努めます ▶P133 。

　術後の疼痛は創部痛が占める頻度が高いですが、手術合併症や心血管系疾患、関連のない急性腹症としての腹痛のこともあります。鎮痛薬を使用しても緩和されない場合は、鑑別評価する必要があります。

▼ 各鎮痛法の長所と短所

鎮痛法	長所	短所
疼痛時に鎮痛薬を投与	・鎮痛薬の1回あたりの投与量が少ない	・疼痛を感じてから鎮痛薬の投与までに時間がかかる（＝すみやかな除痛が得られない）
持続投与（硬膜外鎮痛法）	・静脈からの鎮痛より疼痛管理が良好 ・術後肺合併症が減少	・凝固能異常がある患者や抗凝固療法を予定している場合には実施できない ・副作用として、血圧低下、悪心・嘔吐、掻痒感、神経障害がある
自己調節鎮痛法 （PCEA・IV-PCA）	・IV-PCAは硬膜外鎮痛法の適応外患者にも実施できる ・疼痛を感じたときに、すみやかに除痛を図ることができる ・患者が自分で疼痛をコントロールできる	・悪心や呼吸抑制などの合併症が少なくない ・IV-PCAでは体動時痛の制御が不十分
末梢神経ブロック	・抗凝固療法を行う患者にも適応できる ・片側の神経遮断が可能 ・悪心や呼吸抑制などの合併症が少ない	・硬膜外鎮痛法ほどの強力な鎮痛は得られない

術後の看護援助⑥ 創部管理

合併症を防いで、回復を助ける！

コレだけおさえよう！

- 創傷管理は湿潤環境下療法で行う。
- 縫合創の皮膚の上皮化は48時間で起こる。
- 手術創部の治癒過程を注意深く観察し、評価する。

　創部の滲出液には、さまざまな細胞増殖因子が豊富に含まれているため、現在の創傷管理は湿潤環境下療法が標準化しています。創傷は、止血 → 炎症期 → 増殖期 → 再構築期 の経過を経て治癒します。

　以前は縫合創を消毒薬で消毒していましたが、現在は行いません。その理由は、消毒薬には細胞傷害性があり、創部を消毒することで、逆に再生してきた細胞を傷害させ、創傷治癒を遅らせる行為となるためです。

　縫合創の皮膚の上皮化は**48時間**で起こるといわれていますので、上皮化が起こるまでは密閉性のある被覆材で保護し、湿潤環境を作ります。上皮化の完成後は、シャワーで洗浄し清潔を保ちます。一部、上皮化の遅い部分や滲出液を認める部分があるときは、パッド付きフィルムなどで保護し、シャワー浴を行うこともあります。

　現在は透明な創傷被覆材など、直接創部を触らなくても創の観察が行える製品が販売されています。それぞれ特徴がありますので、手術部位と状態によって、患者にあったドレッシング材を選択します。手術創部の発赤、腫脹、疼痛、滲出液の有無や性状などの治癒過程を注意深く観察、評価し、感染が疑われる場合にはできるだけ早期に処置を行う必要があります。また、創部周囲のテープかぶれや、皮膚の観察と清潔保持も行います。

▼ 皮膚用接着剤（ダーマボンド®）を使用した創傷

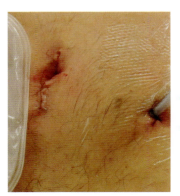

- 皮膚創部の閉鎖、接合または補強などに用いる皮膚用接着剤を使用している
- 皮膚用接着剤は、真皮縫合と組み合わせて使用するため、傷跡が目立ちにくい。また、抜糸が不要で、創面を皮膚用接着剤が硬化しフィルム層となって覆うため、術後早期からシャワー浴が可能となる

創部管理

看護のポイント

①**縫合創処置**：衛生学的手洗いを行った後に個人防護具を着用し、無菌操作で行う
②**ドレーンが挿入されている場合**：排液で創部が汚染されないよう注意する
③**閉鎖式ドレーンの排液バッグ**：排液が逆流して感染を起こさないよう、挿入部位より低い位置に設置する
④**ドレーン閉塞**：ドレーンの屈曲や圧迫、凝血塊による閉塞に注意する
⑤**感染症を発症した場合**：抗菌薬による治療のため、薬剤管理を行う
⑥**栄養状態の改善**：免疫能を高めるため、**栄養サポートチーム（NST）**とも協力し、栄養状態の改善に努める
⑦**苦痛の緩和**：発熱などに伴う苦痛や体力の消耗などを緩和するために、安楽な体位や冷罨法などを取り入れる
⑧**創部感染が重度の場合**：医師の指示で、細菌で汚染された創部を生理食塩水で洗浄する

NST：nutrition support team、栄養サポートチーム

▼ 個人防護具の着用

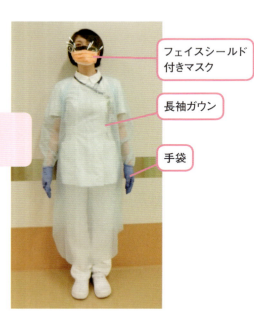

フェイスシールド付きマスク
長袖ガウン
手袋

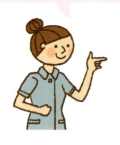

縫合創を処置する際は無菌操作で！

術後の看護援助⑦
栄養管理

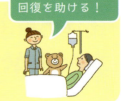

合併症を防いで、回復を助ける！

コレだけおさえよう！

- 術後は早期から経腸栄養を開始し、消化管の機能を維持する。
- NSTと協力し、適切な栄養サポートを行う。
- 栄養状態が不良となると、免疫能も低下する。

経口摂取の開始

　術後の食事開始時期には、全身麻酔からの覚醒が良好なこと、疼痛管理が十分に実施されていること、悪心・嘔吐がない、鎮静状態にない、など多くの要素が影響します。

　以前は、腸管蠕動運動の回復は術後48～72時間といわれていましたが、低侵襲手術である腹腔鏡下手術では消化管蠕動の回復が早いことが報告され、食事の開始時期は早まってきました。現在は、悪心や蠕動麻痺を疑う症状がなければ、**手術当日もしくは翌日**から経口摂取を開始することが増えています。

> **ここに注意！**
> 術後は嚥下機能が予想以上に低下しているため、誤嚥にも注意が必要です。

栄養管理の実際

　手術という大きな侵襲を受けると、食事ができなくなる一方で、エネルギー消費量が亢進するため、栄養管理が重要となります。栄養状態が不良となると、免疫能も低下するため、創傷治癒遅延や肺炎などの術後合併症を引き起こす可能性もあります。また、長期の絶食状態は、消化吸収能の障害や消化管の粘膜上皮の萎縮のみならず、免疫能の減衰をもたらします。そのため、術後は早期から経腸栄養を開始します。消化管が利用できない場合も、飲水が可能であれば、GFO（グルタミン・ファイバー・オリゴ糖）などのプレバイオティクスを投与し、消化管の機能維持を行います。

　胃切除などの上部消化管手術後は、十分な経口摂取ができず、大きく体重を減少させる患者も少なくありません。このようなとき、高齢者では容易にサルコペニアに陥る可能性があります。定期的に摂取栄養量や栄養状態のモニタリングを行い、NSTと協力して、栄養状態が悪化する前に適切な栄養サポートを行う必要があります。

精神的援助

術後の看護援助⑧
精神的援助

合併症を防いで、回復を助ける！

コレだけおさえよう！

- 手術は、患者にとって大きなストレスとなる。
- 手術に対して患者が抱える不安の内容を、術前から把握する。
- 患者だけでなく、患者を支える家族の気持ちにも寄り添う。

　手術は患者にとって大きなストレスです。術後の疼痛について、予後について、自分の身体がどう変化するのか、退院後の生活や仕事のこと、家族や医療費のことなど、多くの不安を抱えています。疼痛は情動と深い関係があり、不快感や不安などを患者が抱えていると、疼痛に対する閾値が下がり、より疼痛を感じやすくなってしまいます。術前から、患者が手術に対してどのような不安を抱えているかを把握し、患者の気持ちに寄り添うことが大切です。

　術後のボディイメージの変化や身体機能の喪失は、退院後の生活だけでなく、人生のあらゆる面に影響を及ぼすことになります。機能障害に限らず、社会的役割、コーピング行動、社会資源の活用や家族との関係など、全人的な視点に立ったアセスメントが必要です。患者がその時点で危機のどの段階にあるかを見きわめ、各危機段階に応じた方法で段階的に援助を進めていくことが求められます。

　また、患者本人だけでなく家族も、大切な人の身体機能の変化に直面することになります。喪失を経験して苦しむ患者のそばに寄り添うことは、時に家族にとっても苦痛を伴います。患者だけでなく、患者を支える家族の気持ちにも寄り添いながら、困難を乗り越えていけるようサポートしていくことが重要です。

▼ 手術を受ける患者の抱える不安

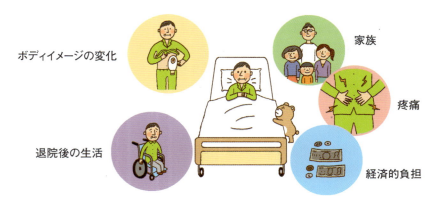

術後の看護援助⑨
清潔の援助：清拭・口腔ケア

合併症を防いで、回復を助ける！

 コレだけおさえよう！

- 清潔を保つことは感染予防だけでなく、自己の尊厳を保つためにも重要である。
- 患者の状態をアセスメントし、安全・安楽に清潔が保てるよう支援する。
- 食事の有無に関係なく、口腔内の保清を行う必要がある。

　口腔内や身体を清潔に保つことは、感染予防の観点から大変重要ですが、それだけでなく、心身の爽快感を得て、自己の尊厳を保つうえでも非常に重要です。しかし、術後は安静や創部痛、ドレーンなどのルート類の挿入により、患者自身のみで清潔を保つことは困難です。術後、シャワー浴の許可が出るまではベッド上で清拭を行いますが、シャワー浴が可能になれば、**転倒リスクがないか注意**し、見守りや創部の洗浄方法を指導する必要があります。患者の状態をアセスメントし、安全・安楽に清潔が保てるよう支援していきます。

　また、術後の絶食期間中は口腔内の保清が見逃されがちになりますが、**食事の有無に関係なく、口腔内の保清を行う**必要があります。

> **ここに注意！**
> 無歯顎は嚥下圧が高まらないため、誤嚥を生じやすいです。清掃不良な義歯はカンジダ菌の温床になるといわれているため、歯はなくても、しっかり清掃を行いましょう。

▼看護のポイント

- **疼痛**：疼痛のコントロールができているか確認する
- **ルート類の管理**：ドレーンや静脈留置カテーテルなどが引っかからないよう注意する。終了後は、屈曲などで閉塞がないか確認する
- **バイタルサイン**：循環動態や呼吸状態に変動がないか、観察しながら行う
- **清拭**：温タオルを使用し、なるべく手早く行う。顔など、患者自身で行える部位は患者自身で行ってもらう
- **皮膚状態**：清拭と同時に、皮膚状態などを観察する
- **更衣**：施行後は更衣を行い、シーツや衣服のしわを伸ばす

▼更衣の方法

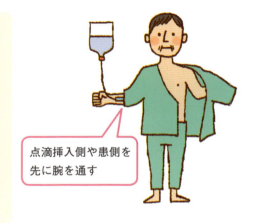

点滴挿入側や患側を先に腕を通す

早期離床の促進

術後の看護援助⑩
早期離床の促進

合併症を防いで、回復を助ける！

コレだけおさえよう！

- 術後合併症や廃用症候群の予防目的で、早期離床を促す。
- 患者が早期離床の意義を理解し、主体的に取り組めるよう術前から教育する。
- 離床にはさまざまなリスクもあるため、初回歩行には必ず看護師が付き添う。

術後の早期離床

1 期待される効果

　周術期における早期離床の目的は、**術後合併症や廃用症候群の予防**です。ベッド上安静を続けることは、骨格筋や呼吸筋の減少による筋力低下、心肺機能の低下、血栓症などの合併症をきたす原因となり、関節可動域制限やせん妄などの精神的不安定の助長などから、廃用症候群を引き起こす原因にもなります。効果的に早期離床を促進するために、患者が早期離床の意義を理解し、主体的に取り組めるよう、術前から十分なオリエンテーションを行っておきましょう。

　座位や30°以上のヘッドアップで、経口・経管栄養の摂取を実施することは、誤嚥性肺炎発症の軽減につながります。座位や立位では横隔膜が下がり、腹部臓器による圧迫が減って呼吸面積が広くなり、肺胞でのガス交換が促進されます。また、静脈還流が低下することで、肺うっ血や酸素化および呼吸困難感の改善にもつながります。さらに、体位変換や離床で蠕動運動の促進を図ることは、術後イレウスなどの予防につながります。

2 静脈灌流の促進

　早期歩行は、DVTの発症率を低下させます。歩行は、下腿のポンプ機能を活性化させ、静脈の血流を促進させます。端座位や車椅子では下肢の運動がないため、早期歩行を進めることが重要となります。早期歩行が困難な患者には、下腿のポンプ機能をはたらかせて静脈還流を促進させるため、足関節の底背屈を中心とした運動（底背屈自動運動、▶P116）をベッド上で行うことがDVTの発症予防に効果的です。

離床の進めかた

　早期離床がよいとはいっても、離床は 臥位 → ヘッドアップ → 座位 → 立位 → 歩行 と段階的に進めていく必要があります。体位変換に伴って、悪心の出現、疼痛の増強、起立性低血圧や呼吸循環動態の破綻などを生じる可能性があります。術後は全身麻酔や硬膜外麻酔、疼痛などの影響により、身体機能の低下を認める患者が多くいます。したがって、バイタルサインや自覚症状を確認しながら、体位変換や離床を進めていく必要があります。

　ベッドから起き上がる際は、術創部に強い疼痛を伴う場合があります。適切な疼痛管理が実施されているか確認しましょう。特に胸腹部の手術の場合は、創部を保護し、疼痛を増強させないような離床方法を指導・実施することが必要です。臥床による骨格筋の減少など、術後は身体機能が低下した状態のため、立位でのバランス、呼吸循環反応の評価を行い、その安定を確認後に歩行を開始する必要があります。

　周術期にはドレーンやルートなどさまざまな留置物があるため、挿入部を確認し、離床しやすいよう配置し、事故抜去に注意します。特に、胃切除後の患者の場合は**ダンピング症状**に注意し、食事摂取後30分～1時間の歩行は避けましょう。

> **ここに注意！**
> 離床にはさまざまなリスクもあるため、初回歩行には必ず看護師が付き添いましょう。

> **Word**
> **ダンピング症状**：摂取した食物が急速に小腸に入ることで起こる症状。食後30分以内に出現する**早期ダンピング症候群**と食後2～3時間後に出現する**晩期ダンピング症候群**がある

▼ ダンピング症候群で起こりうる症状

- **早期**：動悸、めまい、冷汗、顔面紅潮、腹痛、下痢
- **晩期**：頭痛、めまい、動悸、全身倦怠感、手指の震え

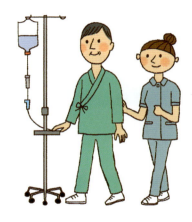

早期離床の促進

▼ 痛みの少ない起き上がり方法（胸部・腹部手術の例）

① 背もたれを適度な位置まで上げる

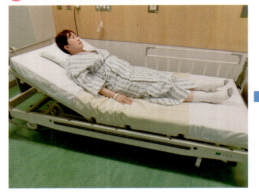

② 身体をねじらないように、徐々に横向きになる

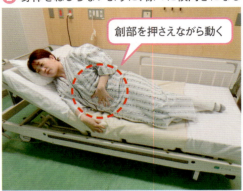

創部を押さえながら動く

③ 両足をベッドから下ろす

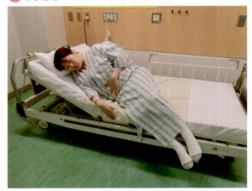

④ ベッドについた手を支点に起き上がる

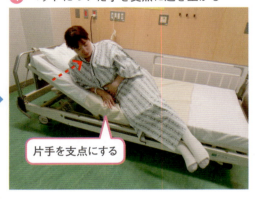

片手を支点にする

⑤ 徐々に身体を起こす

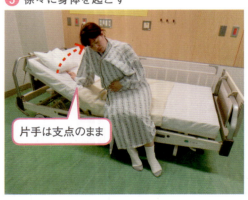

片手は支点のまま

⑥ 起き上がり、端座位になる

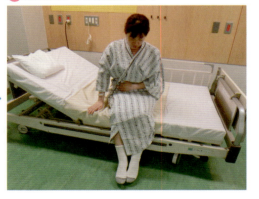

退院へ向けて行いたい準備、調整、指導

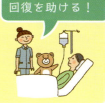

合併症を防いで、回復を助ける！

 コレだけおさえよう！

- 身体機能の変化（術後障害）への適応を促す。
- 退院後の生活調整と、体調の変化に患者・家族が早期に気づくことができるよう教育する。
- 多職種が連携して、術前から退院後社会復帰するまでの周術期を一貫して支援する。

　病棟看護師は、患者がセルフケア技術を順調に習得し、退院後の日常生活や社会生活に見通しがもてるよう、教育的介入を行う中心となります。
　身体機能の変化は容易には受け入れがたく、精神的なショックも大きく、周囲の発言や態度に過敏に反応する患者も少なくありません。患者の気持ちの変化に注意し、外観や機能が変化しても個人の存在価値は不変であることに気づけるよう援助する必要があります。

看護のポイント

1 術後障害への適応支援

　術後障害への適応を促すため、以下のような支援を行います。
①術後障害に対する患者の気持ちとその変化を受け止める
②家族など、患者を支える人びととともに話し合いを行う
③障害された機能を補う方法や補助具について情報提供する
④退院後の自宅での生活が具体的にイメージできるよう説明する
⑤必要に応じて、医療ソーシャルワーカーと協力し社会資源の活用をすすめる

2 退院後の生活調整と体調管理の教育

　健康的に過ごすための生活調整と、体調の変化に早期に気づくことができるよう、以下の点について具体的に指導・教育を行います。
①入浴方法や創部の管理方法
②手術創部感染の症状はどのようなものか、どのような症状があれば受診すべきか
（いつもと違う疼痛を感じたときや、疼痛が治まらないときは受診する）
③疼痛管理の方法（経口鎮痛薬の使用）
④実施した手術や疾患にあわせた日常生活の注意点

退院へ向けて行いたい準備、調整、指導

▼ 退院前カンファレンスを必要とする例

分類	具体例
高度な医療機器の使用	人工呼吸器、在宅酸素、栄養注入ポンプ、在宅用シリンジポンプ
症状コントロールが困難	がん、心疾患、腎疾患、糖尿病などの慢性疾患・難病
医療ケアが必要	吸引・経管栄養管理、ストーマ管理、カテーテル留置、導尿、自己注射、腹膜透析
生活環境の問題	独居（重要他者の不在）、家族の介護力に不安、住環境（段差・不潔）
経済的問題	医療費の負担困難
心理・精神面	認知症・精神症状・後見人などの必要性あり

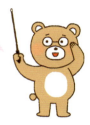

何のために退院前カンファレンスを開催するのか、**目的を明確にしておく**ことが重要！

　在院日数の短縮化に伴い、**周術期管理チーム**を設置し、多職種が連携して、**術前から退院後に社会復帰するまでの周術期を一貫して支援**する取り組みが始まっています。

　入院後、手術後にはじめて病棟看護師が患者の日常生活・社会生活を情報収集し、患者の療養の場が変わった後も必要な医療・福祉が切れ間なく行き届くよう調整するのは非常に困難で、限界があります。現在の在院日数短縮化の流れのなかでは、入院した時点で、退院時の患者の状態を予測し、計画的に退院調整のスケジュールを組む必要があるからです。そのため、周術期管理チームは、術後合併症の発症が高率で予測される退院調整の必要な患者をスクリーニングし、できる限り早期から集中的にかかわることにより、手術予後の改善、早期退院、QOLの向上を図る役割を担っています。

　病棟看護師は、**術前からの情報をもとにしっかりと観察とアセスメントを行い、療養の場での患者の変化に気づき、ケースワーカーや退院後の施設など、生活の場へとつなぐ**大きな役割を担っています。周術期管理チームをはじめとした多職種によるチームでの介入により、必要な医療・福祉が切れ間なく継続的に行き届き、早期の社会復帰を目指せることが期待されています。

（佐野早苗）

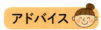 アドバイス

入院した時点で「手術後、退院時の患者の状態・ニーズ」を予測し、計画的に退院指導を進めていきましょう。

▼ 退院へ向けた支援・調整の流れ

入院時 — **STEP1** 退院支援が必要な患者を把握する

- 入院前の生活状況（ADL/IADL）
- 家族の状況や関係性（家族のサポートを受けることは可能か）
- 手術目的の疾患以外に、影響を及ぼす可能性のある疾患はないか把握

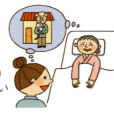

入院中 — **STEP2** 患者の希望する療養の場に帰るためチームでアプローチする

- 退院後も継続する可能性のある医療・看護を正確にアセスメントする
  → 関係する職種へ介入を依頼
- 患者の生活を具体的にイメージする
- 医療管理上の問題をピックアップする
- 生活・介護上の問題をピックアップする
- 受容支援（患者・家族が変化する退院後の生活をどのように捉えているか正確に把握し、患者・家族の希望と擦り合わせる）

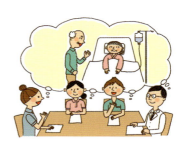

退院前カンファレンス

退院前 — **STEP3** 地域・社会資源との連携を図る（スムーズな在宅医療へのバトンタッチ）

- 退院後の医療管理
- 訪問看護・介護サービス
- リハビリ
- 環境調整
- 在宅療養を支援する病院や施設
- 患者・家族の意向

退院前カンファレンス

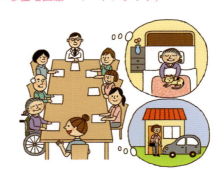

退院

> 情報は共有しているうえで、確認検討するのがカンファレンス！
> 効果的で短時間がカンファレンス成功のコツです

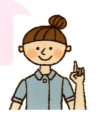

153

退院へ向けて行いたい準備、調整、指導

文献

1) 日本呼吸療法医学会 人工呼吸中の鎮静ガイドライン作成委員会：人工呼吸中の鎮静のためのガイドライン, 2007. http://square.umin.ac.jp/jrcm/contents/guide/page03.html（2019.9.10.アクセス）
2) 山田章子, 池松裕子：日本語版Critical-Care Observation Tool（CPOT-J）の信頼性・妥当性・反応性の検証. 日集中医誌 2016；23：133-140.
3) 日本循環器学会, 日本医学放射線学会, 日本胸部外科学会, 他：肺血栓塞栓症および深部静脈血栓症の診断, 治療, 予防に関するガイドライン（2017年改訂版）, 2018. http://j-circ.or.jp/guideline/pdf/JCS2017_ito_h.pdf（2019.9.10.アクセス）
4) 道又元裕監修：基礎からはじめる鎮痛・鎮静管理マスター講座～せん妄予防と早期離床のために～. 南江堂, 東京, 2015：73 -77.
5) 日本褥瘡学会教育委員会ガイドライン改訂委員会：褥瘡予防・管理ガイドライン（第4版）. 褥瘡会誌 2015；17（4）：487-557.
6) CDC：Guidelines for the Prevention of Intravascular Catheter-Related Infections, 2011. http://www.cdc.gov/hicpac/pdf/guidelines/bsi-guidelines-2011.pdf（2019.9.10.アクセス）
7) CDC：Guideline for Prevention of Catheter-associated Urinary Tract Infections, 2009. http://www.cdc.gov/ncidod/dhqp/pdf/guidelines/CAUTI_Guideline2009final.pdf（2019.9.10.アクセス）
8) 江川幸二：Ⅴ章 術後合併症と予防のための看護技術. 雄西智恵美, 秋元典子編, 成人看護学 周術期看護論第3版, ヌーヴェルヒロカワ, 東京, 2015：152-163.
9) 廣瀬宗孝編著：オペナーシング2017年春季増刊 いつ起こる？なぜ起こる？どう対応する？術中・術後合併症50, メディカ出版, 大阪, 2017：106-109, 150-156.
10) 宇都宮宏子：第1章 退院支援・退院調整を理解するための3段階のプロセス. 宇都宮宏子, 三輪恭子編, これからの退院支援・退院調整 ジェネラリストナースがつなぐ外来・病棟・地域, 日本看護協会出版, 東京, 2015：2-40.

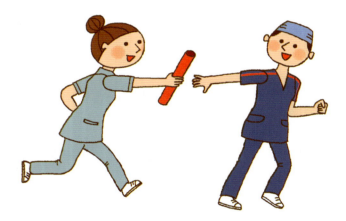

Column

周術期全体を通してみる視点をもつ

　私は昨年、患者として全身麻酔手術を受けました。いつも患者や家族に説明しているので理解しているつもりでしたが、実際に体感してみると入院してから手術、退院までは想像以上にあっという間のできごとで、戸惑いました。その一連の流れのなかで、術前外来で問題点がないか細かなチェックを受けることから始まり、それらが外来→病棟→手術室→病棟と引き継がれ、きちんと連携されていると感じることは安心につながりました。
　私たちは術前と術後、手術室と病棟、と看護を切り離して考えがちですが、自分が患者の立場になったとき、手術決定から生活の場へ帰るまでの周術期全体を通してみる視点の大切さに、あらためて気が付くことができました。

周術期の看護 編

5章

周術期の安全管理

- 安全に手術を行うための実践
- 急変時に備えるための取り組み

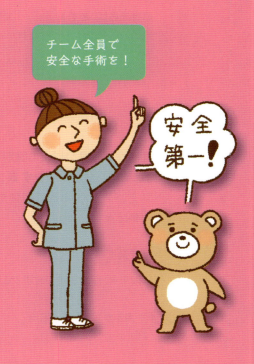

チーム全員で安全な手術を！

安全第一！

安全に手術を行うための実践

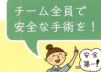

コレだけおさえよう！

- 手術患者・手術部位の確認は、病棟出棟から手術執刀までに複数回・複数の方法で実施する。
- 自施設にある規則や手順書を必ず確認し、手順やルールを守る。
- 患者が安全に手術を受けることができるように、術前の診療記録や外来での問診からアレルギー情報を収集し、アセスメントを行う。

正しい患者、正しい手術部位の確認　病棟　手術室

　侵襲度の高い処置が行われる手術室では、患者の安全を確保するために、手術チームの適切で確実な行動が重要となります。世界保健機関（WHO）は、「安全な手術のためのガイドライン2009 安全な手術が命を救う」を発表し、手術にかかわる医療スタッフ全員に、手術の安全と成功を確保する役割がある[1]としています。

> **ここに注意！**
> 患者氏名は、必ず**フルネーム**で確認します。
> 確認の場面では、いつ・だれが・何を用いるか、ルールを順守して、指差し・声出し確認をします。

1 病棟出棟前

1. 患者確認
　患者を確認する際には**2つ以上の識別子**を併用します（患者氏名・生年月日・ID〈カルテ〉番号など）。確認時は、**2点を照合する**ことが重要です。例えば、患者側がもつ情報（患者識別バンド〈リストバンド〉）と医療者側がもつ情報（同意書や手術申し込み伝票）を照合することで、確実な確認となります。

> **アドバイス**
> 手術患者、手術部位を確認する際は、患者自身または家族とともに行います。

病棟　手術室 ：実施が求められる場所

> **ここでチェック！**
> リストバンドには、個人を特定する項目が記載してあります（患者氏名・生年月日・ID〈カルテ〉番号・血液型など、施設によって違いがある）。

2. 手術部位の特定（手術部位マーキングの実施）

　手術部位に左右がある場合や手指足趾、脊椎のレベルなどがある場合は、診療科医（執刀医）によって事前に皮膚切開部位の近傍にマーキングを行います。患者あるいは家族とマーキングを確認し、手術部位の間違いが起こらないようにします。

　マーキングはドレーピング（滅菌ドレープで覆うこと）の後も確認できる箇所に行い、院内で統一したマーク（○印など）を使用します。

> **アドバイス**
> ポジショニングなどの手術準備の直前に、画像の所見と手術部位を照合することで防ぐことができます（手術の左右間違いの報告で多かった診療科は、脳神経外科との報告[2]がある）。

> **ここに注意！**
> マーキングが消えることがないよう、油性のフェルトペンまたは（サージカル）スキンマーカーを使用します。

2 手術室入室

　当院では、手術室に患者が到着したらすぐに（病棟看護師から手術室看護師への引き継ぎ前）、患者本人に氏名・生年月日を声に出して教えてもらいます。手術する部位についても、手術室看護師とともに照合確認を行います ▶P36 ▶P57。

　そのほか、予定された手術室に正しい患者が入室したことを、患者認証システムを活用して確認します。

　手術室入室後は、「手術安全チェックリスト」に沿って確認を行います。

　麻酔導入前（サインイン）にも、患者、外回り看護師、診療科医、麻酔科医とともに確認をします[3] ▶P160。

> **アドバイス**
> 患者が名乗れない場合は、家族が代行します（不在時は病棟看護師または外来看護師）。

安全に手術を行うための実践

▼ 入室時の確認　　　　　　　　▼ 患者認証システムの実際

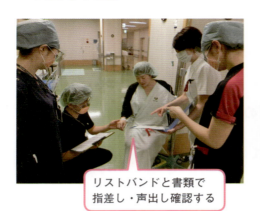
リストバンドと書類で指差し・声出し確認する

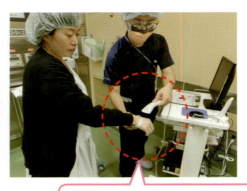
予定された手術室との合致を確認するため、リストバンドと部門システム（ID）による照合を行う

> **ここに注意！**
> システムを活用した照合を行う場合は、画面上に出る「アラート表示（警告）」までよく確認し、必ず対応しましょう。

3 執刀直前（タイムアウト）

手術チーム全員で、手術安全チェックリストを用いて**タイムアウト**を実施します ▶P160 。

> **アドバイス**
> 手術メンバーは、タイムアウトが宣言されると作業中であっても手を止め、確認に参加します。

> **Word**
> **タイムアウト**：手術の開始直前に宣言し、手術チーム全員が手を止めて確認すること。項目には、患者確認、部位確認、術式、器材の確認などがある

安全に手術を行うための「手術安全チェックリスト」の実施　　　手術室

　WHOは「安全な手術のためのガイドライン2009」[4]において、基本指針となる10項目から「手術安全チェックリスト」を公開しています。
　WHOの「手術安全チェックリスト」では3つのタイミングでチェックを行いますが、当院では米国周手術期看護師協会が発表した「comprehensive surgical checklist」を参考に、患者

情報・麻酔評価・リスクなどを共有する（チェックイン）時間を確保し、4つのタイミング（チェックイン・サインイン・タイムアウト・サインアウト）を設定した手術安全チェックリストを使用しています。

▼ WHO安全な手術のためのガイドライン2009

安全な手術に必要な10の目標

手術は、複雑で、個々の患者に適切でなければならない非常に多くの手順を伴います。
不必要な死亡と重大な合併症を最小限にするため、手術チームはすべての手術で、「WHO安全な手術のためのガイドライン」で支持されている10の基本的な必須の目標を意識します。

（1） チームは、正しい患者の正しい部位の手術をします
（2） チームは、患者を疼痛から守りながら、麻酔薬の投与による有害事象を防ぐことがわかっている方法を用います
（3） チームは、命にかかわる気道確保困難もしくは呼吸機能喪失を認識し適切に準備します
（4） チームは、大量出血のリスクを認識し適切に準備します
（5） チームは、患者が重大なリスクをもっているとわかっているアレルギーあるいは薬剤副作用を誘発することを避けます
（6） チームは、手術部位感染のリスクを最小にすることがわかっている方法を一貫して用います
（7） チームは、手術創内に器具やガーゼ（スポンジ）の不注意な遺残を防ぎます
（8） チームは、すべての手術標本を確保し、きちんと確認します
（9） チームは、効果的にコミュニケーションを行い、手術の安全な実施のためにきわめて重要な情報をやりとりします
（10） 病院と公衆衛生システムは、手術許容量、手術件数と転帰の日常的サーベイランスを確立します

日本麻酔科学会：WHO安全な手術のためのガイドライン2009．日本麻酔科学会, 兵庫, 2015：9. http://www.anesth.or.jp/guide/pdf/20150526checklist.pdf（2019.9.10.アクセス）より引用

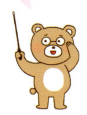

基本指針の10項目をおさえよう

アドバイス

「手術安全チェックリスト」の目的は、チェックをすることではなく、チームのなかで、よりよいコミュニケーションを育てることです。各項目について理解し、手術チーム全員で情報を共有しましょう。

安全に手術を行うための実践

▼ 手術安全チェックリスト（倉敷中央病院）

チェックイン【患者入室前】	サインイン【麻酔導入前】	タイムアウト【執刀直前】	サインアウト【閉創～退室前】
指名されたチームメンバーによって施行 看護師主体で開始	看護師と麻酔担当医によって施行 麻酔担当医主体で開始	指名されたチームメンバーによって施行 執刀医主体で開始 生死に関わる緊急事態を除き、すべての作業を一旦停止すること	指名されたチームメンバーによって施行 看護師主体で開始
◆全員 1 □患者氏名の確認 ◆麻酔担当医 2 □麻酔準備の確認 　□麻酔器始業前点検 　□薬剤準備 3 □麻酔方法 　□全身麻酔　　□硬膜外麻酔 　□脊髄くも膜下麻酔 　□ブロック麻酔　□局麻 　□静脈麻酔　　□無麻酔 　□その他 4 □麻酔評価 　□麻酔前評価　→□あり 　　　　　　　　□該当なし（局麻時など） 　□鎮静あり（局麻時） 　　　　　　　　□鎮静前評価 5 □換気・挿管に関する問題点 　□あり→□特殊器具（DAMカート）が必要 　　　　　□誤嚥リスク 　　　　　□その他 　□なし 6 アレルギー　□あり　□なし 7 □体内留置物の確保 　末梢ルート確保　□要　□不要 　動脈ライン確保　□要　□不要 　その他 ◆診療科医師 8 □術式　□側性 9 □手術予定時間　　　　時間 　□30分未満 10 □予測される出血量　　　mL 　□少量 11 □通常と異なる手順はあるか 　□あり　□該当なし 12 □使用予定の器械・インプラントの確認 13 □手術に必要な検査データ・画像の確認 14 手術体位 　□仰臥位　□（左・右）側臥位 　□腹臥位　□砕石位　□ビーチチェア位　□その他 　□麻酔器移動　あり　→ 　　　　　右下がり・左下がり 15 輸血の可能性 　□あり→□輸血・血漿製剤の準備 　　　　　□自己血 　　　　　□セルセーバー準備 　□該当なし	【入室直前】患者or患者の代理人と看護師で、下記の項目について確認 1 □患者氏名/生年月日 2 □手術部位/術式　□側性 3 □部位マーキングあり　□該当なし 4 □同意書 病棟看護師 　　　　　　　　　　　（サイン） 手術室看護師 　　　　　　　　　　　（サイン） ◆全員 5 アレルギー　□あり　□なし 6 □パルスオキシメーター装着確認 7 □麻酔導入前評価の確認 　□あり 　□該当なし（局麻時など） 　□鎮静あり（局麻時）→□鎮静直前評価 8 参加者 　□診療科医師　□麻酔担当医 　□看護師　　　□臨床工学技師 　□その他（　　　　） ◆記載者名 　　　　　　　　　　　（サイン） ★特定の手術（眼科 局麻・形成レーザー）は5項目（2・3・12・16・17）を、サインインで施行 16 埋め込み型医療機器の確認 　□あり→□ペースメーカー 　　　　　□その他（インプラントなど） 　□該当なし 看護師 17 □患者ニーズ 18 器材の滅菌確認 　□インジケーター ◆全員 19 □その他（懸念事項） 20 参加者 　□診療科医師　□麻酔担当医 　□看護師　　　□臨床工学技師 　□その他（　　　　） ◆記載者名 　　　　　　　　　　　（サイン）	◆全員 1 □すべてのチームメンバーで自己紹介 2 【タイムアウト】 　□患者氏名　/　生年月日 　□術式　□側性 　□部位マーキングあり　□該当なし 　□同意書 3 抗生剤投与 　□あり→□薬剤名 　　　　　□追加投与方法・薬剤名 　□適応なし（指示なし） 4 血栓予防指示の確認 　□あり　□装置の作動確認 　□適応なし（指示なし） ◆執刀医 5 □通常と異なる手順の有無 　□あり 6 □手術予定時間　　　　時間 　□30分未満 7 □予測される出血量　　　　mL 　□少量 8 □画像上の氏名確認 麻酔担当医（外回り看護師） 9 麻酔管理特記事項 　□あり　□なし 10 □点滴漏・刺入部確認 器械だし看護師・外回り看護師 11 器材の滅菌確認 　□インジケーター ◆全員 12 □引火しそうな器具の有無と注意喚起 　→　電気メス・光源コード・レーザー等 13 □その他（懸念事項） 14 □タイムアウト完了を記録（イベントに入力） 15 参加者 　□診療科医師　□麻酔担当医 　□看護師　　　□臨床工学技師 　□その他（　　　　） ◆記載者名 　　　　　　　　　　　（サイン）	◆全員 1 □術式確認 2 □ガーゼの数量確認 3 □針・器材の数量確認 4 標本確認 　□あり　→　□患者氏名の記載確認 　　　　　　　□標本名の確認 　　　　　　　□個数 　　　　　　　□検査・固定方法 　□なし 5 □対応すべき（破損・修理）器材の問題 　□あり　□該当なし 6 体内留置物の確認 　□ドレーン確認→　□あり（位置） 　　　　　　　　　□該当なし 　□その他　留置物の確認 ◆麻酔担当医 7 覚醒・抜管に関する特記事項確認 　□あり　□該当なし サインアウト【手術終了～退室】 8 □ガーゼ・針・器械数量確認完了 9 □体内留置物の確認 　→　□末梢ルート滴下・刺入部確認 　→　□ドレーン開放確認 10 □患者の回復と術後管理についての問題を確認 11 □退室時サマリ（手術室退室時評価）を記載 12 □執刀医　手術要約を記載 　（対象：全身麻酔・脊髄くも膜下麻酔のみ） 13 参加者 　□診療科医師　□麻酔担当医 　□看護師　　　□臨床工学技師 　□その他（　　　　） ◆記載者名 　　　　　　　　　　　（サイン） 倉敷中央病院 Kurashiki Central Hospital 手術センター　2017年11月21日改定

参加者 外回り看護師、器械出し看護師、診療科医、麻酔科医	参加者 患者本人、外回り看護師、診療科医、麻酔科医	参加者 外回り看護師、器械出し看護師、診療科医、麻酔科医	参加者 外回り看護師、器械出し看護師、診療科医、麻酔科医
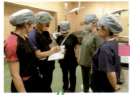	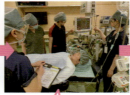	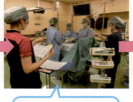	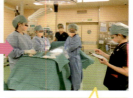
項目の情報を全員で共有	患者も参加してアレルギー情報の確認	手術チーム全員が手を止めて	安全を確認したうえで閉創・退室に向かう

体内への異物遺残の防止　　　　手術室

手術に使用するガーゼ・針・器械などすべての器材は、体内に残存する可能性があります。残存したガーゼ・針・器械・器材などは体内で異物となり、摘出するための再手術も患者の負担となります。適切なカウント方法や遺残がないことを確認する方法を用いて体内遺残を防止しましょう ▶P55 ▶P89 。

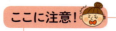

カウントは、1人で行わず、同時に2人以上で行います。

1 手術開始前～手術終了後

遺残する可能性があるすべての手術で、ガーゼカウントを行います。また、針・器械・鋭利器材（メス）、その他の器材のカウント・形状の確認も行います。

使用するガーゼは、基本的に **X線不透過性** のものを用います。

アドバイス

カウントのタイミングは、手術開始前・体腔閉鎖前・筋層閉創前・手術終了後、ほかに器械出し看護師交代時・外回り看護師交代時に行います。

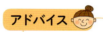

血管内手術も増え、ガイドワイヤーなどの体内遺残も報告されています。器材カウントの対象として、使用前・使用後ですみやかに形状を確認します。

▼ 使用前の器材カウント・形状の確認

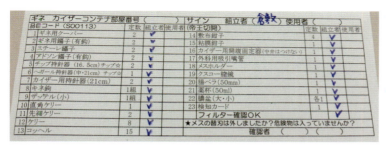

- 当院では、コンテナ内にセットされた器材が正確に把握できるように、器材の名称・数量をチェックリストにして確認している
- 器械出し看護師は、手術前（使用前）に器材の破損がないか確認する ▶P52

WHOの「手術安全チェックリスト」を使用し、すべてのカウント（ガーゼ・針・器械・鋭利器材など）の結果を診療科医・麻酔科医と共有します。

器械出し看護師は、カウントが不一致となった場合には、ただちに術者に報告します（チームメンバーにも聞こえるように）。報告を受けた術者は手術を中断し、手術チームメンバー全員で協力して捜索を開始します。

安全に手術を行うための実践

　術後のX線撮影で遺残がないことを確認する方法については、自施設のルールに従いましょう。X線撮影の結果は、診療科医・麻酔科医と共有します。

2 記録

　すべてのカウント（ガーゼ・針・器械・鋭利器材など）の結果と、X線撮影による確認の結果を手術チーム全員で確認して手術経過記録に記録し、申し送りを行います。

摘出された臓器・組織・検体の取り扱い　手術室

　手術で摘出された標本は、術式の拡大や中止、変更の決定や、術後の治療方針にも影響をもつ重要な診療材料となります。

　標本のトラブルには、標本の紛失や廃棄、不適切な保存方法、間違ったラベルの貼付など運用上のミスが関係しています。標本を受け取ったら、すみやかに部位や保管方法、術中迅速病理診断の提出の有無を声に出して確認し、適切な取り扱い管理・保管を行う必要があります[1] ▶P88 。

1 手術前・検体摘出前

　採取が予定されている検体は、診療科医と手術室看護師で情報を共有しましょう。

> **アドバイス**
>
> 採取予定の検体・病理検査に関する情報を確認することで、物品（患者ラベル・保存容器・病理検査の伝票など）が揃っているか確認でき、検体摘出後の術者からの指示受け（コミュニケーションや復唱）、検体処理作業に集中できます。

2 標本摘出直後

　検体の受け渡しの際に、手術室看護師は**検体の採取部位・名称・保存方法**を診療科医とともに確認し、声に出して復唱して受け取ります。

　外回り看護師は、器械出し看護師から検体を受け取る際にも、検体の採取部位・名称・保存方法を復唱して受け取り、検体容器や検体ラベルなどにも記載します。

　摘出された検体を2つ以上の項目（患者氏名と生年月日など）で確認できるように表示し、同時に採取日、診療科名もあわせて記載します。

> **アドバイス**
>
> 患者情報の手書き・転記は必要最小限にして、患者ラベル（シール）などを活用します。その際は、持ち込まれたラベル自体の患者氏名を確認してから容器に貼りましょう。

3 サインアウト・手術終了後

手術終了後には、患者氏名・検体名称・検体数を**2人以上で確認**します。伝票がある場合は、伝票とも照合します。

検体を病棟・外来などへ引き渡す際には、手術室看護師と病棟・外来看護師などで表示された患者氏名・患者ID・検体名称・検体数などを確認しましょう。

> **ここに注意！**
> 検体は、手術終了後のインフォームドコンセントの際にも使用されます。確実に医師に引き継ぎを行います。

4 病理検査室への標本提出

術中迅速病理診断については、手術室から検査室への検体の受け渡し方法や迅速診断の結果報告など、自施設の手順を確認しましょう。

> **アドバイス**
> 標本を摘出した時刻は、「術中のイベント」として標本名称とともに記録に残すようにしましょう。

インプラントの取り扱い　〔手術室〕

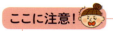

体内に挿入する人工物（インプラント）の不適切な取り扱いは、患者に感染などの重大な影響を及ぼします。感染が起こると、インプラントを取り除かなければならなくなり、回復過程の妨げになります。

また、インプラントのサイズや種類の間違いは、手術時間の延長や最良の手術を提供できないことになり、患者に重大な損失を与えます。

1 手術室搬入時・手術準備時

手術で挿入予定のインプラントは、手術室搬入時、手術準備時にも、**手術伝票**（医師の指示）などで正しいかどうか確認します。

> **アドバイス**
> 挿入予定のインプラントは、余裕をもって**手術前日まで**に業者から受け取るようにします。持ち込まれたインプラントが正しいか手術伝票と照合し、業者とともに確認することが望ましいです。

安全に手術を行うための実践

2 手術中─術野に出す際の確認・取り扱い

外回り看護師は、挿入するインプラントの滅菌方法・保管状況・滅菌有効期限を確認します。指示されたインプラントの品名・種類（規格）・サイズ・左右の違いがないか必ず確認し、**診療科医と2名**で声に出してダブルチェックを行います。

> **ここに注意！**
> 術野にいる医師からの口頭指示（インプラントの指示）は、メモを取り読み上げることでコミュニケーションエラーを防ぐことができます。

外回り看護師は、どこまでが滅菌状態で包装されているか確認して、正しい手順で滅菌包装を開封します。
器械出し看護師は、執刀医にインプラントを手渡す際に、インプラントの品名・種類（規格）・サイズ・左右を声に出して渡します。

> **ここに注意！**
> 術野に出したインプラントは、挿入されるまでの間、血液の飛散などの汚染がないよう管理します。

3 記録

外回り看護師はインプラントの確認を実施し、確認者名、挿入されたインプラントの挿入部位・品名・種類（規格）・サイズ・左右・数量・ロット番号を手術経過記録に記録します。

4 病棟への引き継ぎ

患者に挿入したインプラントの情報（挿入部位、品名、種類〈規格〉、数量、ロット番号）は、術後管理に必要であるため、診療録または看護記録に記載し、申し送ります。

輸血用血液製剤の取り扱い

手術室では危機的出血に対して、緊急かつ大量の輸血が行われる頻度が高いです。輸血用血液製剤を取り扱う際の、患者や血液型間違い、不適切な取り扱いで、場合によっては患者が死に至るほどの重篤な状況に陥ります。そのため、輸血用血液製剤は十分な確認のもと、正しく取り扱いましょう[5]。

> **アドバイス**
> 輸血を安全に行うためには、自施設にある**輸血実施手順書**を確認します。

1 同意書の確認

輸血用血液製剤を使用する際は、同意書で患者・家族への説明と同意の有無・患者サインを確認します。

2 輸血受け渡し・準備時

輸血用血液製剤の準備、照合、および実施は1患者ごとに行いましょう。

輸血用血液製剤と伝票の照合は、**各製剤の確認項目**に従って、医療者2人で声に出して読み合わせ、その結果を記録します。

輸血用血液製剤バッグの外観に、破損・変色・凝集塊などの異常がないことを確認します。

> **ここに注意！**
> 準備の際、輸血用血液製剤は適した温度と方法で保管しましょう。

▼ 輸血用血液製剤の確認項目と保存管理

血液製剤名	確認項目		保管温度	注意事項
赤血球製剤（赤血球液：RBC-LR）	【共通】・患者番号・患者氏名・血液型・製剤名・製造番号・有効期限・外観	・交差適合試験の検査結果・放射線照射の有無	2～6℃	・輸血専用冷蔵庫に保存
血小板製剤（濃厚血小板：PC-LR）		・放射線照射の有無	20～24℃	・振とう保存
血漿製剤（新鮮凍結血漿：FFP-LR）		－	－20℃以下	・融解前は冷蔵庫に保存・融解時はビニール袋に入れた状態で、30～37℃の温湯で融解・ただちに使用できない場合は、2～6℃で保存し、24時間以内に使用・融解後は再凍結しない

3 輸血施行時・開始直前

患者のリストバンドなどを用いて、患者氏名、血液型を2人で確認後、実施しましょう（照合を確実に行うために、電子機器を用いた機械的照合を併用する施設もある）。

> **アドバイス**
> 手術開始時のタイムアウトの際に、手術チームで予測出血量を確認し、出血への対応を検討しておきましょう。

> 安全に手術を行うための実践

4 病棟への引き継ぎ

　外回り看護師は、手術中の出血量および、術前・術中に患者用に準備された輸血用血液製剤の使用の有無について、正確な引き継ぎを行いましょう。
　血液製剤の在庫については、伝票などを用いると正確な引き継ぎになります。

アレルギーの予防　　　　病棟　手術室

1 アレルギー情報の確認

　手術を受ける患者の基本データ・診療記録・問診から、アレルギー情報を確認しておきます。
　アレルギー情報は周術期を通して重要な情報となるので、診療記録（カルテ）に記載し、かかわる医療スタッフが情報共有できるようにします。

> **アドバイス**
> 外来での問診項目に、薬剤（内服薬・注射薬・造影剤・消毒液）・ゴム製品・食品・金属アレルギーなどの情報が記載されている場合もあります。アレルギー情報は、カルテ内のどこに記載があるか確認しておきましょう。

▼アレルギー情報のインフォメーションカード

ヨード禁止

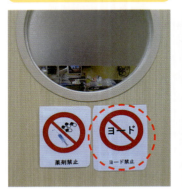

ラテックス禁止

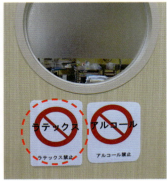

処置の現場・手術室内に表示され、途中参加の医療スタッフも共有できる方法を工夫しましょう！

2 ラテックスアレルギーの予防

　ラテックスアレルギーを起こしやすいグループは、アレルゲンとの接触頻度と、アレルギーを起こしやすい素因をもつかどうかによって決まってくるといわれています。特に、医療従事者、アトピー素因をもつ人、医療処置を繰り返し受ける人、天然ゴム製手袋の使用頻度が高い人が、ハイリスクグループといわれています　▶P9　。

ラテックスアレルギーに、即時型アレルギー反応です。他のアレルギー疾患と同様に、予防策をステップごとに考えます[6]。

ハイリスクグループは一次予防の対象となり、ラテックス製品を回避します。

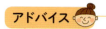

患者がハイリスクグループに該当する場合は、その情報を手術の準備時から情報共有し、自施設での基準を確認して予防します。

ラテックスアレルギー：天然ゴム（natural rubber latex）製品に接触することによって起こる蕁麻疹、アナフィラキシーショック、喘息発作などの即時型アレルギー反応をいう[7]。

▼ ラテックスアレルギーの予防

予防ステップ	対象者	対応
一次予防 （ラテックスアレルゲンへの感作予防）	・ハイリスクグループ ・医療従事者	【医療従事者】 ・ラテックスフリー手袋の使用を推進 ・タンパク質含有量の少ない製品の使用 ・定期健診の実施
	・二分脊椎症患者 ・医療用具頻回使用者	・ラテックスフリー医療用具の使用 ・日常生活でのラテックス製品接触の注意 ・定期健診の実施
	・一般、アトピー素因	・ラテックス製手袋の頻回使用時の注意 ・ラテックス製玩具の注意
二次予防 （感作された者への発症予防）	・ラテックスアレルゲンに感作された者 ・軽微な症状のある者	・医療機関受診時の注意 ・ラテックスフリー医療用具の使用 ・アレルギー情報カードの携帯を推進
三次予防 （ラテックスアレルギーを発症した者への対応）	・明らかな症状のある者	・定期健診の実施 ・日常生活でのラテックス製品接触の注意 ・症状発見時の対応方法の指導

3 アナフィラキシーショックが起きたときの初期対応[7]

アナフィラキシーショックが起こった際は、意識レベルやバイタルサインをすみやかに確認し、アレルギー症状（皮膚・粘膜系、呼吸器系、循環器系、消化器系、神経系の症状）の有無・程度を観察して医師に報告します。あわせて人員要請も行い、初期対応を迅速に開始しましょう。

安全に手術を行うための実践

▼ アナフィラキシーショックに対する初期対応の手順

1　バイタルサインの確認
循環、気道、呼吸、意識状態、皮膚、体重を評価する。

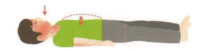

2　助けを呼ぶ
可能なら蘇生チーム（院内）または救急隊（地域）。

3　アドレナリンの筋肉注射
0.01mg/kg（最大量：成人0.5mg、小児0.3mg）、必要に応じて5〜15分毎に再投与する。

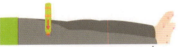

4　患者を仰臥位にする
仰向けにして30cm程度足を高くする。
呼吸が苦しいときは少し上体を起こす。
嘔吐しているときは顔を横向きにする。
突然立ち上がったり座ったりした場合、数秒で急変することがある。

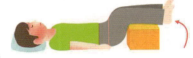

5　酸素投与
必要な場合、フェイスマスクか経鼻エアウェイで高流量（6〜8L/分）の酸素投与を行う。

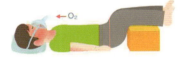

6　静脈ルートの確保
必要に応じて0.9％（等張/生理）食塩水を5〜10分の間に成人なら5〜10mL/kg、小児なら10mL/kg投与する。

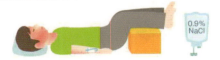

7　心肺蘇生
必要に応じて胸部圧迫法で心肺蘇生を行う。

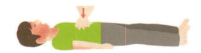

8　バイタル測定
頻回かつ定期的に患者の血圧、脈拍、呼吸状態、酸素化を評価する。

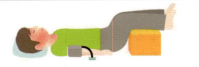

Simons FE, Ardusso LR, Bilò MB, et al. World allergy organization guidelines for the assessment and management of anaphylaxis. *World Allergy Organ J* 2011；4（2）：13-37. 日本アレルギー学会監修：アナフィラキシーガイドライン．日本アレルギー学会，東京，2014：13．より許諾を得て転載

鋭利物による針刺し、曝露の防止　　手術室

1 針刺し切創の防止

　針刺し切創の発生は、場所としては手術室が病院全体の3割、職種では看護師が約半数を占めるといわれています。鋭利器材の受け渡しの際は声をかけ合い、安全器材の導入やニュートラルゾーンの設置など、針刺し切創防止対策に多職種での取り組みが必要です[1]。

> **ここに注意！**
> 手術中は術者とのコミュニケーションを十分図り、針刺し切創・曝露防止に努めましょう。

▼ 当院で使用する針刺し事故の防止製品

針カウンター	針廃棄用器具
● 針を持針器に装着する際や、使用済み針を収納する際には、針刺し切創のリスクが高くなる ● 鋭利な部分が医療者の皮膚に触れないように、針先の向きや製品を貼る位置には注意する	● 針のサイズを考え、スポンジから針先が出ないように注意して、正しい方法で使用する

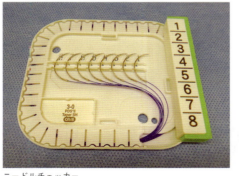
ニードルチェッカー

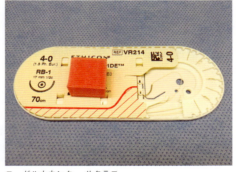
ニードルカウンター サクラコ

2 曝露の防止

　血液・体液曝露に関しては、手袋、ゴーグル（フェイスシールド）の着用（必要に応じてガウン）を必ず行います。

> **ここに注意！**
> 特に外回り看護師の出血量測定では、血液・体液の微量飛散も報告されており、ゴーグルの着用が推奨されています。

安全に手術を行うための実践

▼ 手術室看護師のゴーグル（フェイスシールド）着用場面

器械出し看護業務

器械出し時（手術中）

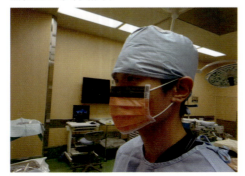

器材片づけ時（手術終了後）

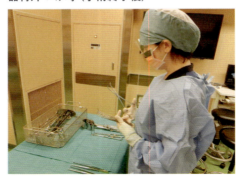

外回り看護業務

挿管時

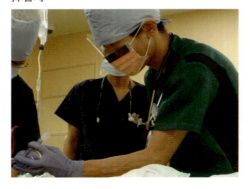

出血量確認時（ガーゼ回収）

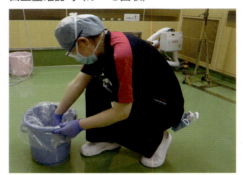

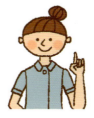

外回り看護業務では、このほかに排液バッグやホルマリン液の取り扱い時にゴーグルやフェイスシールドを着用します

手術室の環境と安全な移乗・移送

　手術・麻酔中の患者は、自分で安全を確保することができません。さらに手術が終了した患者には、ドレーン・輸液ライン・尿道留置カテーテルなどが挿入されています。全身麻酔終了後は意識状態が不安定であり、脊髄くも膜下麻酔術後も麻酔効果が残存しています。

　移送・移乗には、さまざまなリスクを伴うことを念頭において、手術室環境を整え、手術患者の特徴を考慮した看護を行う必要があります[1]。

1 転倒・転落リスク評価と手術室への入室方法

病棟（外来）看護師は、転倒・転落リスクを術前評価して、適切な入室方法を選択します。

術前評価の際は、過去の転倒歴や使用薬剤、機能上あるいは運動上の問題、年齢などの情報から考慮し、転倒予防に努めましょう[8]。

手術室への入室方法は、麻酔や手術内容、年齢や発達因子、身体の状態、転倒・転落リスクなどを考慮して選択・決定し、入室方法に応じた転倒・転落の予防策を実施します ▶P14 。

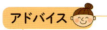

小児、高齢者、自力で移動が難しい患者の場合は、車椅子やストレッチャーでの入室とします。また、小児の場合は、家族の協力を得ながら、抱きかかえての入室も考慮します[1]。

2 手術室の環境と移乗・移送

狭くて高い位置にある手術台へ移乗する際には、手術室看護師あるいは手術チームメンバーが、**手術台の両側に立って安全を確保**します。手術室内では患者を1人にせず、手術メンバーが必ず患者のそばに付き添います。

麻酔導入時・覚醒時には、患者の体動が激しくなることがあるため、抑制帯を適切に使用するとともに、十分な人数を確保します。

手術が終了し、手術台からストレッチャー、または患者移送用ベッドに移乗する際には、患者の年齢・体格を考慮し、十分な人数を確保します。

外回り看護師は、患者に挿入されているさまざまなルート類（輸液ライン・チューブ・ドレーン・尿道留置カテーテルなど）の事故抜去を防ぐために、指差し・声出し確認を行います。

移乗にかかわる手術チーム全員で安全を確認しあい、患者の頭部に位置するメンバー（原則、麻酔科医）の声かけにより、移乗を行います。

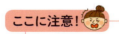

外回り看護師は、患者を移乗する際に、ストレッチャーなどの**ストッパー**がかかっていることを必ず確認します。

3 手術室から病棟へ（移乗・移送）

患者移送用ベッドの準備は済んでいるか、持参物品に不足がないかを確認します。

移乗・移送の開始前に、手術室看護師から申し送りを受けましょう。麻酔からの覚醒状況や直前のバイタルサインを確認し、移送中の安全確保についてアセスメントを行います。

移送は2名で行うことが望ましく、不穏行動がある場合はベッドからの転落も考慮して人員を確保します。移送中も患者の身体やルート類に細心の注意を払います。

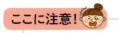

ストレッチャーを準備する際は**酸素ボンベの残量**を必ず確認し、確認後は搬送者から流量計や残量が確認できる位置に置きましょう。

急変時に備えるための取り組み

急変時に備えるための取り組み

*ここでは、手術中の予期しない患者の急変場面を設定

 コレだけおさえよう！

- 急変時に対応できる薬剤・物品カート・除細動器などの場所を確認しておく。また、急変時に使用する物品は、いつでも使用できるように自施設のルールにあわせて点検する。
- 急変時には、躊躇することなく応援要請する。部署内での急変時の応援要請手順を確認しておく。

手術中には、ラテックス製剤や薬剤・血液などによるアナフィラキシーショック、大量出血、血管損傷、局所麻酔薬の中毒、心停止、悪性高熱症などの予期しない患者の急変が起こる可能性があります。

患者の救命を可能にするために、適切な判断・処置、迅速な対応をしなければなりません。

急変時の対応

1 急変の発見

急変を発見した（外回り）看護師は、躊躇することなく緊急コール（スタットコール）をかけ、スタッフを召集しましょう。

2 応援者の到着

外回り看護師は、スタッフを統率する指揮官（コマンダー）の指示に従い、効率よく役割分担して治療にあたります。

原則、外回り看護師が記録を行い、応援看護師は処置の介助を行います。急変時の役割分担は、各施設でのルールを確認しましょう。

3 急変時の記録

治療のために新たに挿入されたルート類、患者に施された治療とその結果および実施者を記載します。さらに記録上に空白を作らず、日付と時刻および署名を必ず記載しましょう。

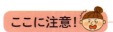 ここに注意！

患者の急変を確認した時点から経時記録に切り替えます。

> **アドバイス**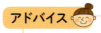
> 急変時の記録について、必要な項目が漏れなく記載できるよう、自施設で話し合っておきましょう。

▼ 急変時の記録（倉敷中央病院）

手術室スタットコール　処置記録

年　　月　　日　スタットコール時刻（　：　）
リーダー医師：（　　　）
リーダー看護師：（　　　）
記録者：（　　　）
器械出しNs：（　　　）　外回りNs①：（　　　）

患者氏名：
ID：
（名前シール貼付可）

□応援Ns役割分担（リーダー・記録・術野・麻酔科・輸血管理）
タイマー開始（□胸骨圧迫開始→「T1」～2分毎にCall　□ボスミン投与→「T2」～3分後にCall）
□ボイスレコーダー録音開始（　：　から開始）　□CEへの連絡・応援
□リーダー、師長（当直師長PHS：＊＊＊）への連絡　□病棟への連絡（家族の待機状況）
□家族への説明（2名以上で行う）：（　　）（　　）←医師・病棟Ns・当直師長・手術室Nsなど

| 気道確保（挿管：未・済） | マスク換気開始時刻（　：　） | 挿管時刻（　：　）→Fr（カフ　mL） |

時刻	胸骨圧迫 （2分計測）	ルート 確保	DC 施行	ボスミン投与 （3分計測）	その他薬剤投与	心電図波形・ その他処置など
時　分	開始　中止	動脈：　G 静脈：　G	J	A	メイロン： カルチコール：	心電図：Asys / VF / sinus

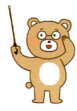

当院では、このフォーマットに沿って記録しています！

Column

急変時の記録は慌てず、漏れなく、簡便に！

　当院では、急変を発見後、それまで使っていた電子カルテの看護記録は手書き（紙運用）に変更します。所定の書式にパソコンで入力するよりも、手書きのほうが素早いからです（この用紙は、看護師が記載）。
　また患者の急変時は、応援者が集まり指示が飛び交う状態となり、混乱が予測されます。あらかじめ急変時にやることをリストアップしておき、漏れなく実行・簡便に記録できるように工夫を重ねています。手書きの内容は、対応が落ちついた段階で所定の記録システムに入力し保存します。
　急変時の経時記録において、時刻はとても重要な情報です。必ず、時刻を意識し実施記録に残します。病棟への引き継ぎにおいても、急変後の経過が理解できるように、文章での引き継ぎを行うことが望ましいです。

急変時に備えるための取り組み

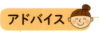

手術中の予期しない患者の急変時は、手術室から病棟への連絡も忘れず、家族への説明がいつでも行えるようにスタッフ間で連携を図りましょう。連絡を受けた病棟看護師は、家族の居場所を確認するとともに、説明に同席できるように準備しましょう。同時に、動揺する家族に対して精神的な援助を行います。

急変を想定したシミュレーション

あらかじめ施設内で急変時を想定し、フローチャートを作成するとともに、病棟・手術室・外来にかかわる多職種が参加してシミュレーションを実施しましょう。

（出口サチ子）

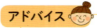

心停止時・危機的大量出血時・異常体温（悪性高熱症）で対応する場合など、さまざまな状況を設定し、定期的なシミュレーションを行うことが大切です。

文献

1) 草柳かほる, 山口紀子, 峯川美弥子編著：ナーシング・プロフェッション・シリーズ 手術看護 第2版 術前術後をつなげる術中看護, 医歯薬出版, 東京, 2018：146-148.
2) 日本医療機能評価機構：手術部位の左右の取り違え-脳神経外科手術-. 医療事故情報収集等事業 医療安全情報No.128（2017年7月）.
http://www.med-safe.jp/pdf/med-safe_128.pdf（2019.9.10.アクセス）
3) 手術医療の実践ガイドライン改訂第三版準備委員会編：手術医療の実践ガイドライン 改訂第三版. 日手術医会誌 2019；40（Suppl）：S1-S196.
4) 日本麻酔科学会：WHO 安全な手術のためのガイドライン2009. 日本麻酔科学会, 兵庫, 2015：95.
http://www.anesth.or.jp/guide/pdf/20150526checklist.pdf（2019.9.10.アクセス）
5) 日本赤十字社：輸血用血液製剤取り扱いマニュアル2018年12月版.
http://www.jrc.or.jp/mr/news/pdf/handlingmanual1812.pdf（2019.9.10.アクセス）
6) 日本ラテックスアレルギー研究会ホームページ.
http://latex.kenkyuukai.jp/special/?id=1270（2019.9.10.アクセス）
7) 日本アレルギー学会：アナフィラキシーガイドライン, 2014.
https://anaphylaxis-guideline.jp/pdf/anaphylaxis_guideline.PDF（2019.9.10.アクセス）
8) 徳山薫, 秋葉由美, 松沼早苗：周術期看護. 手術医療の実践ガイドライン改訂第三版準備委員会編, 手術医療の実践ガイドライン 改訂第三版. 日手術医会誌 2019；40（Suppl）：S79-S80.
9) 日本手術看護学会監修, 日本手術看護学会 手術看護基準・手順委員会編：手術看護業務基準, 日本手術看護学会, 東京, 2017.
10) 日本手術看護学会 手術看護手順プロジェクトチーム：日本手術看護学会推奨 手術看護手順, 2008.
http://www.jona.gr.jp/tpics/tejyun.html（2019.9.10.アクセス）
11) 日本医療機能評価機構：手術部位の左右の取り違え（第2報）. 医療事故情報収集等事業 医療安全情報 No.50（2011年1月）.
http://www.med-safe.jp/pdf/med-safe_50.pdf（2019.9.10.アクセス）
12) 行動目標S 技術支援部会, 渋谷豊克, 市川高夫：医療事故から学ぶ—その分析と対応・改善策「手術部位関連間違い」防止 〜正しい患者の正しい部位に正しい手術を行う〜. 医療安全レポート 2018；10：6-9
http://www.jona.gr.jp/anzenreport6-9.pdf（2019.9.10.アクセス）
13) 日本赤十字社, 輸血の実施.
http://www.jrc.or.jp/mr/transfusion/（2019.9.10.アクセス）

周術期の基礎知識 編

1章
麻酔

- 麻酔のキホン
- 麻酔の方法
- 術前評価と術後疼痛管理

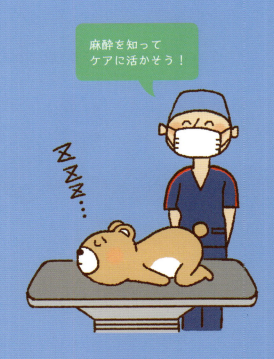

麻酔を知って
ケアに活かそう！

麻酔のキホン

麻酔のキホン

コレだけおさえよう！

- 麻酔の本質は、侵襲的処置に対する有害な生体反応を制御し安定化させることである。
- 麻酔は鎮痛、意識消失、筋弛緩をバランスよく達成することが重要である。
- 安全な麻酔管理のためには、スタッフ間の情報共有が大切である。

麻酔の三要素[1]

　麻酔とは、魔法や催眠術のように"（麻酔を）かける"ものではなく、患者を"ある状態にする"ことです。麻酔には大きく分けて、**全身麻酔**と**局所麻酔**がありますが、どちらにも共通する"ある状態"とは、手術侵襲に対して①「痛みを感じなくする（鎮痛）」ことです。全身麻酔の場合は、これに②「意識がない（意識消失）」ことと、③「刺激をしても動かない（筋弛緩）」ことが加わります。

　鎮痛、意識消失、筋弛緩を**麻酔の三要素**といいます。この三要素をそれぞれ異なる薬剤を用いてバランスよく達成し（バランス麻酔）、患者の生体反応を制御し安定化させることが"麻酔"です。最後の、「侵襲的処置に対する有害な生体反応を制御し安定化させること」を含めて、麻酔の四要素と呼ぶこともあります。

▼ 3つのバランスをとる麻酔（麻酔の三要素）

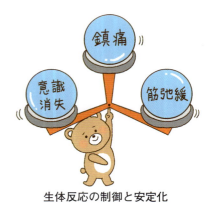

生体反応の制御と安定化

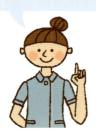

3つのバランスをとって、生体反応を制御・安定化する＝麻酔です！

全身麻酔の「意識がない状態」と睡眠・昏睡の違い[2]

　全身麻酔下の患者の脳波活動は、**ノンレム睡眠**とよく似ていますが、10〜20%の患者が後で思い出すことができる夢を見る[3]ことと、筋緊張が弱くなることは**レム睡眠**と似ています。

　ただし、睡眠や昏睡とに明らかに異なる特徴があります。最大の特徴は、痛みや揺さぶり、音などの外部刺激では覚醒しないことと、意識消失時間が調節可能なことです。

> Word
> **ノンレム睡眠**：脳は休み、体の力が入っている状態（寝返りや歯ぎしりをする場合も）
> **レム睡眠**：脳は活動し、体は完全に脱力している状態（夢を見る）

外科的侵襲に対する生体反応と麻酔

　手術を受けるときには、患者は大きなストレスを経験します。

▼ 手術を受ける患者が経験するストレス

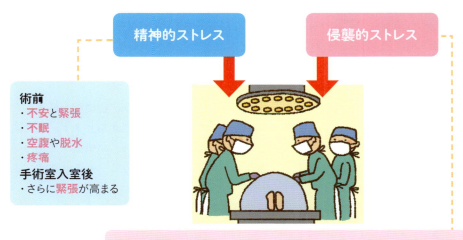

精神的ストレス

術前
・**不安**と**緊張**
・**不眠**
・**空腹**や**脱水**
・**疼痛**
手術室入室後
・さらに**緊張**が高まる

侵襲的ストレス

手術室入室後
・静脈ルート確保、気道確保（気管挿管や声門上器具の留置）、尿道カテーテル留置、皮膚切開、手術操作などに伴う**疼痛**
・出血や輸液・輸血による**臓器灌流状態の変化**
・**体温変動**（低体温、高体温）
・投与される栄養基質（ブドウ糖やアミノ酸、電解質など）の**過不足と利用障害**
・サイトカイン放出による**炎症反応の亢進**
・神経内分泌系（視床下部−下垂体−副腎系）の**過剰反応**
・**免疫力の低下**
・術中に使用される**薬剤への反応**

麻酔のキホン

① 精神的ストレス

手術時におけるストレスは、術前から始まります。自分が手術を受けることに対する不安と緊張、不眠、絶食や絶飲による空腹や脱水、術前に静脈ルートを確保されるときの痛みなどです。交感神経の緊張により、いつもより心拍数は多く、血圧は高くなっていることが多いです。手術室に入ってからは麻酔器や無影灯、見慣れない機器の数々を目にして、さらに緊張が高まります。

以前は鎮静薬（前投薬）を投与することにより、精神的ストレスを緩和しようとしていましたが、現在は**ていねいな説明と共感、患者との情報共有、コミュニケーションの確立**が重要と考えられています[4]。

> **アドバイス**
>
> 手術室に入室後は、精神的ストレスを緩和できるよう患者へ声かけを行いましょう。

② 侵襲的ストレス

手術室に入ってからは、疼痛や臓器灌流状態の変化、体温変動などの侵襲的ストレスがあります[5]。これらのストレスに対して、患者の身体は交感神経を緊張させることで心拍数と血圧を上昇させ、臓器灌流を維持しようとし、痛みを生じている部位の血管や出血している血管を収縮させ、出血量を抑えようとします。

体温が変化したら皮膚血管を収縮させたり拡張させたり、あるいはシバリングを起こすことで体温を維持しようとします。交感神経系が賦活化されることでエピネフリン、グルカゴン、コルチゾル、成長ホルモンなどが放出され、インスリンに対する抵抗性が強まり、高血糖（外科的糖尿病）を生じます。

ストレスに対する生体反応は、本来自分の身体を守るためのものですが、心機能が低下した患者では、心拍数増加や血圧上昇が引き金となり、心不全を起こす可能性があります。また過度に血管が収縮することと凝固能が亢進することで、臓器灌流が障害され、末梢循環障害や局所の低酸素血症、ブドウ糖の利用障害による代謝性アシドーシスを生じることもあります。また、術後の創傷治癒も遅れます。

麻酔は、局所麻酔、全身麻酔を問わず、**これらの反応を制御し、体内の恒常性を維持する**ことを目的としています。

③ 麻酔で生じうる不都合なこと（副作用・合併症）

手術中の患者を守るための麻酔ですが、よいことばかりではありません。以下のような副作用や合併症を起こすことがあり、対応を間違えると深刻な結果をもたらします。

1. 局所麻酔

まれではありますが、麻酔薬に対する**アレルギー反応**を生じうるほか、過量投与になったり血管内投与になったりしたときには**局所麻酔薬中毒**を起こします。

手術の途中で効果が切れてしまうことも考えられます。

2. 全身麻酔

　全身麻酔に使用される薬剤は、強い循環抑制作用をもつことが多く、ショック状態にある患者や低心機能患者に投与すると、一気に**循環虚脱**に陥ってしまう可能性があります。また、静脈麻酔薬や筋弛緩薬でも、薬剤に対する**アレルギー反応**を起こすことがあります。

　遺伝的な素因がある場合には、悪性高熱症[6]を発症することがあり、迅速な治療が開始されないと致死的な結果をもたらすことがあります ▶P87 。

　手術侵襲に対して相対的に浅い麻酔状態となったときには、術中に覚醒してしまうことがあり、術後の**PTSD**の原因となります。

> **PTSD**：post traumatic stress disorder、心的外傷後ストレス障害

4 安全に麻酔を行うために必要なこと

　以下の項目を把握しておくことが大切です。

▼ 安全な麻酔を行うために必要なポイント

> a. 診療科医（執刀医）、麻酔科医、看護師がチームとして患者情報を共有する
> - それぞれの職種がもつ情報をもち寄り、患者が手術室に入室する前に確認する（＝**サインイン** ▶P160 ）
>
> b. 十分に訓練された麻酔科医、または診療科医が麻酔を担当する
> - **麻酔科標榜医**の有資格者であれば、単独で麻酔可能である。麻酔科を研修中の医師が麻酔を担当する場合には、麻酔専門医による指導体制が敷かれていることが必要となる
>
> c. 術前に患者のリスクが十分に評価され、リスクに見合う準備がなされること
> - 必要な準備には、挿管困難症に対するDAMカート ▶P44 の用意、併存疾患（例えば高血圧、虚血性心疾患、糖尿病、腎不全など）のコントロール、内服薬のうち術前に中止すべき薬剤がきちんと中止されていること、術中に起こりうる出血に対応できる輸血準備がなされていること、手術と麻酔に必要なモニターが使用できること、必要に応じて術後に集中治療を行えること、などが含まれる
> - 集中治療室がない施設では、患者の転送が必要となることもある。手術の侵襲度が高い場合や重症患者の場合など、集中治療の必要性が高いと考えられる症例は、術前にしかるべき医療機関に転院させることも考慮する
>
> d. 医療機器の日常的な点検・整備
> - 手術で使用する医療機器は、臨床工学技士により日常的に点検され、不具合が解消されているように整備する

> **麻酔科標榜医**：医師が麻酔科を標榜するためには、厚生労働省が定める一定の麻酔経験が必要

麻酔のキホン

麻酔器と患者監視ツール

1 麻酔器

　麻酔器には、呼吸回路と麻酔ガス供給装置（気化器）のみのシンプルなものから、さまざまな換気モードを備えた人工呼吸器や生体情報モニター、麻酔記録装置などを備えたハイエンドのものまであります。このようなハイエンドの麻酔器は、麻酔ワークステーションとも呼ばれます。

▼ 麻酔器（一例）

シンプルな麻酔器　　　麻酔ワークステーション

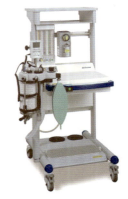 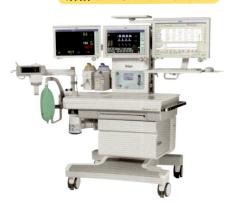

メラ全身麻酔器 MD-751AK　　　Dräger Perseus A500
（泉工医科工業株式会社）　　　（ドレーゲルジャパン株式会社）

　麻酔器の最も重要な役割は、酸素供給、呼気中の炭酸ガス吸収、麻酔ガス供給が安全かつ確実に行われることです。誤った配管が行われないようにするためのピンインデックスシステムをはじめとして、酸素流量計のノブ形状の工夫や麻酔薬の誤注入防止策など、さまざまな安全対策が施されています。

　麻酔器の故障や整備不良、誤操作は、患者の生命と直結するため、定期点検とともに**始業前点検**を必ず行い、患者に使用する前に人工呼吸器の作動状況、リークテスト、**酸素フラッシュ**、気化器内麻酔薬の残量、バッテリー状況などを、患者入室前のサインインのときに麻酔科医、外回り看護師、診療科医で確認します。

 Word

酸素フラッシュ：麻酔器のバッグを押して用手換気をするときに、バッグの膨らみが足りず、十分な換気量を確保できないことがある（マスクと顔の密着不足でリークがあるなど）。そのような際に「O_2フラッシュボタン」を押して高流量の酸素を流し、バッグを一気に膨らませることができる

2 生体情報モニター

生体情報モニターについては、機能や表示方法に各社でさまざまな工夫を凝らしていますが、基本的にどの製品も以下のような測定機能を備えています。

▼ 生体情報モニターの測定機能

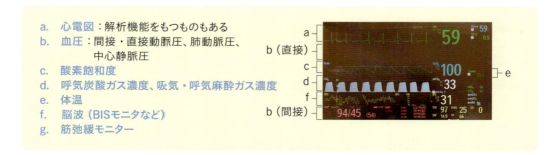

a. 心電図：解析機能をもつものもある
b. 血圧：間接・直接動脈圧、肺動脈圧、中心静脈圧
c. 酸素飽和度
d. 呼気炭酸ガス濃度、吸気・呼気麻酔ガス濃度
e. 体温
f. 脳波（BISモニタなど）
g. 筋弛緩モニター

上記以外に、必要に応じて持ち込まれるモニターも多く、**MEP**、**SEP**、脳波、血行動態モニタリング装置、局所酸素飽和度測定装置などがあります。

また、麻酔器に搭載されている人工呼吸器の作動状況を監視するモニターもあります。

>  Word
>
> **MEP**：motor evoked potential、運動誘発電位
> **SEP**：somatosensory evoked potential、体性感覚誘発電位

3 麻酔記録

麻酔記録は以下のような情報を記録します。

▼ 麻酔記録に記される情報例

a. 患者情報：患者氏名、ID、性別、年齢、身長・体重、血液型、病棟、術前評価、麻酔導入前評価
b. 手術に関する情報：日付、執刀医、疾患名、手術術式、輸血準備状況
c. 経時記録：術中のバイタルサイントレンド、輸液、投薬、イベント（気管挿管や手術開始・終了などの術中の特記事項）、手術室退室前評価など

従来の手書きの麻酔記録から、最近では自動的に電子カルテや生体情報モニターの情報を取り込み、デジタル情報として残すことが多くなっています。

麻酔記録は、**手術中の患者の状態と医療行為を時系列で確認**するためのきわめて重要な記録です。重要なできごとは**イベント記録**として残します。

麻酔のキホン

▼ 手術部門システムによる麻酔記録（倉敷中央病院）

麻酔に用いる薬剤—麻酔の三要素を達成するための薬剤—

1 全身麻酔薬

　全身麻酔薬には**吸入麻酔薬**と**静脈麻酔薬**があります。

　吸入麻酔薬は、麻酔の三要素（鎮痛、意識消失、筋弛緩）を単独で得ることができますが、十分な効果を発揮するためには高濃度を吸入する必要があり、循環抑制や覚醒遅延などの好ましくない作用が強くなります。

　一方、静脈麻酔薬は、意識消失作用はあっても鎮痛作用や筋弛緩作用がありません。そのため、全身麻酔薬とともに麻薬性鎮痛薬（オピオイド）と筋弛緩薬を併用します。

1. 吸入麻酔薬

　吸入麻酔薬でなぜ意識が消失するのか、その機序[7]は諸説あるものの確定されてはいません。おそらく、複数のメカニズムが複雑に関与していると考えられています。

　吸入麻酔薬には、常温で**気体の亜酸化窒素**（笑気ガス）と、常温で**液体の揮発性麻酔薬**があります。揮発性麻酔薬は、安定した濃度の麻酔ガスを供給するために、専用の**気化器**を使用します。

　現在、最も使用されているのは**セボフルラン**（セボフレン®）と**デスフルラン**（スープレン）です。これまでの吸入麻酔薬と比較して、副作用も少なく、非常に早い覚醒が得られます。

　覚醒した状態で静脈ルート確保が難しい小児麻酔では、静脈ルート確保より先にマスクからのセボフルラン吸入による麻酔を導入することがあります。デスフルランは気道刺激性と独特の刺激臭があるため、マスク吸入による導入には不向きです。

▼ 気化器（一例）

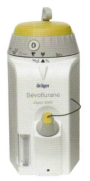

Dräger Vapor® 3000
（ドレーゲルジャパン株式会社）

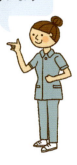

揮発性麻酔薬の投与に用います

2. 静脈麻酔薬

麻酔に使用できるのは**チオペンタールナトリウム**（ラボナール®）、**チアミラールナトリウム**（イソゾール®、チトゾール）、**プロポフォール**（ディプリバン®）、**ミダゾラム**（ドルミカム®）、**ケタミン塩酸塩**（ケタラール®）があります。これらの静脈麻酔で、全身麻酔を導入した後に気道確保を行い、その後は吸入麻酔薬で維持します。これ以外に、吸入麻酔薬を使用せず、プロポフォールと超短時間作用性のオピオイドであるレミフェンタニル塩酸塩（アルチバ®）で意識消失と鎮痛を達成する**全静脈麻酔法**（TIVA）があります。

TIVA：total intravenous anesthesia、全静脈麻酔法

プロポフォールで麻酔を維持するためには、**TCIポンプ** ▶P209 を使用します。年齢と体重を入力し、目標とする血中濃度を設定すると、すみやかに設定血中濃度に達するよう自動的に薬液注入が開始され、投与速度を調節してくれます。

手術侵襲にあわせて必要な血中濃度、効果部位（脳）濃度を維持しておかないと、術中に覚醒してしまう可能性があります。特にプロポフォールは吸入麻酔薬と比較して、その効果に個人差があるため、麻酔深度を推定するためにBISモニタを使用します。

TCIポンプ：target controlled infusionポンプ

麻酔のキホン

▼ BISモニタ（一例）

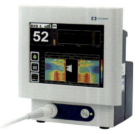

BIS™コンプリートモニタリングシステム
（国内販売元：日本光電工業株式会社）

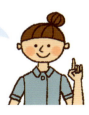

センサー部は
P.61参照

- 0～100までの数字で麻酔深度を表現する
- 全身麻酔では、40～60を維持することを目標とする ▶P63

2 鎮痛薬

鎮痛薬と呼ばれる薬剤には、大きく分けて**オピオイド**と**非オピオイド**があります。

1. オピオイド

オピオイドは、脳や脊髄の特異的受容体（オピオイド受容体）に結合して、モルヒネ類似作用を示す物質の総称で、麻薬の一種です。麻酔では、**モルヒネ塩酸塩水和物、フェンタニルクエン酸塩、レミフェンタニル塩酸塩**（アルチバ®）が使用されます。

フェンタニルと比較して、レミフェンタニルは作用発現までの時間が短く（約1分）、作用時間も短い（5～10分）ため、手術中は持続静注を行い、手術終了にあわせて投与を中止します。

オピオイドは非常に強力な鎮痛作用がありますが、悪心、呼吸・循環抑制、耐性・依存性などの問題があります。使用する医師は都道府県知事に申し出て、**麻薬施用者免許**を取得する必要があります。

2. 非オピオイド

非オピオイドの代表的な薬剤に、**非ステロイド抗炎症薬**（**NSAIDs**）があります。術後疼痛に補助的に使用します。

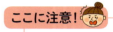

ここに注意！

オピオイドは、残薬などを勝手に廃棄することはできません。

3 筋弛緩薬

麻酔に使用される筋弛緩薬には、**脱分極性筋弛緩薬**と**非脱分極性筋弛緩薬**があります。

筋肉は、運動神経終末からアセチルコリンが放出され、神経が筋と接するところ（神経筋接

合部）のアセチルコリン受容体に結合することで、筋の脱分極を生じ収縮します。筋を一度脱分極させた後に、長時間アセチルコリンに反応しなくなる状況（不応期）を作るのが脱分極性筋弛緩薬、最初から脱分極させずに不応期を作るのが非脱分極性筋弛緩薬です。

1. 脱分極性筋弛緩薬

唯一の脱分極性筋弛緩薬である**スキサメトニウム塩化物水和物**（レラキシン®）は作用発現が早く、食後間もない胃内容の詰まった**フルストマック患者**の麻酔導入に適しています。

ただ、全身の横紋筋を一度収縮させる筋線維束攣縮が生じるため、麻痺のある患者や全身熱傷患者、広範囲筋挫滅外傷患者などに投与すると、細胞内からカリウムが放出され致命的な高カリウム血症を起こすことがあります。遺伝性素因をもつ患者に投与すると、悪性高熱症発症の原因となりえます。また術後の筋肉痛や眼圧上昇を起こすことがあります。

2. 非脱分極性筋弛緩薬

非脱分極性筋弛緩薬は、アセチルコリンと競合する形で神経筋接合部の終板に結合し、筋弛緩効果を発揮します。1942年にクラーレが登場して以降、多くの筋弛緩薬が開発されては改良が重ねられてきました。長時間投与しても蓄積性がないこと、効果発現が脱分極性筋弛緩薬なみに早いことが理想とされます。

現在、日本で使用できるのは**ベクロニウム臭化物**と**ロクロニウム臭化物**（エスラックス®）の2種類のみです。

非脱分極性筋弛緩薬には拮抗薬があります。終板でアセチルコリン量を増加させる効果のある抗コリンエステラーゼ薬、または薬剤分子を包み込んで（包接）筋弛緩効果を消失させる**スガマデクスナトリウム**（ブリディオン®）を麻酔終了時に投与し、筋力を回復させます。

Column

手術終了後に起こりうるアナフィラキシー

アナフィラキシーショックは、患者の生命に直結する怖い病態です。手術室内での発症頻度は1/5000〜1000C程度[1]とされており、原因薬剤としてはスガマデクス、ロクロニウム、抗菌薬、局所麻酔薬、プロポフォールなどがあります。ラテックスは周知され対策が講じられているためか、頻度としては意外に低いです。

スガマデクスの基本構造であるγ-シクロデキストリンは、食品や化粧品で使用されており、知らない間に感作されているため、初回投与でも発症することがあります[2]。スガマデクスは抜管直前に投与され、施設によっては、抜管後、あまり時間を置かずに病棟や回復室に移動することもあると思います。しかし、移動中にアナフィラキシー反応を起こす可能性もあるため、投与後は最低でも5分間は手術室内で慎重に（特に呼吸状態を）観察する必要があります[3]。

文献

1) 高澤知規：手術室発生のアナフィラキシーショック．日臨麻会誌 2019；39（4）：408-414.

2) 島津玲奈, 西村晶子, 篠原茜, 他：スガマデクス投与後に過敏反応が出現した3例．日歯麻誌 2018；41（1）：1-5.

3) Takazawa T, Miyasaka K, Sawa T, et al. 日本でのスガマデクス使用とスガマデクスによるアナフィラキシー発生の現状．*APSF Newsletter Japanese edition* 2018；33；1,7-10.

麻酔の方法

麻酔の方法

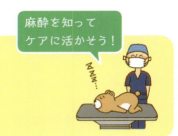

  コレだけおさえよう！

- 麻酔にはいくつかの方法があり、患者の術前状態、手術部位、手術時間、手術侵襲によって選択する。
- 術後鎮痛を考えて、いくつかの麻酔法を併用することもある。

麻酔法は、①**全身麻酔**、②**脊髄くも膜下麻酔**、③**硬膜外麻酔**、④**伝達麻酔・末梢神経ブロック**、⑤**浸潤・粘膜麻酔**に分類されます。

全身麻酔

全身麻酔は**どのような手術にも対応**できますが、呼吸や循環に大きな影響を与えるため、患者の心肺機能が極端に悪い場合は全身麻酔に耐えられないことがあります。

全身麻酔では自分の力では呼吸ができなくなるため、気道を確保して**人工呼吸管理**を行います。気道確保のために、気管チューブを気管内に留置する方法（気管挿管）▶P65 と、声門上器具を留置する方法があります。気管挿管ができるかどうかは、患者の生命に直結するため、マスク換気の可否や挿管困難症例かどうかを麻酔前に十分評価しておく必要があります▶P67。

脊髄くも膜下麻酔

脊髄くも膜下麻酔は、主として**下肢と下腹部の比較的短時間の手術**が適応となります。

脳と脊髄は中枢神経と呼ばれ、損傷すると重大な機能欠損を生じるため、脳は頭蓋骨、脊髄は脊椎骨によって厳重に守られています。脳と脊髄は脳脊髄液のなかに浮いた状態で存在し、その外側にくも膜、さらにその外側に硬膜があります。

脊髄くも膜下麻酔では、腰椎棘突起の間から専用の針を刺し、硬膜を貫き、くも膜下腔まで針先を進めます▶P188。針の内針を抜くと脳脊髄液が逆流することで、針先が適切な位置に達したと知ることができます。ここで脊髄くも膜下麻酔用の局所麻酔薬をゆっくり注入すると、脳脊髄液内を薬液が広がり、広がりに応じた脊髄の運動神経、知覚神経が遮断されます。そのため下肢は動かなくなり、触覚以外の知覚が失われます。

麻酔効果は使用する薬剤にもよりますが、およそ2〜3時間です。

▼ 麻酔法の分類

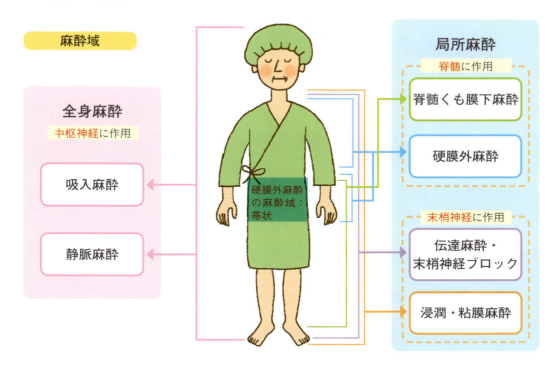

種類	全身麻酔	脊髄くも膜下麻酔	硬膜外麻酔	伝達麻酔・末梢神経ブロック	浸潤・粘膜麻酔
主な適応手術（部位）	・全身	・下肢 ・下腹部	・頸部 ・胸部 ・腰部	・腕神経叢 ・腹横筋膜 ・大腿神経 ・閉鎖神経 ・坐骨神経	・口腔内（歯科）など狭い範囲
効果時間	麻酔投与を止めるまで、何時間でも持続可	比較的短時間（2〜3時間）	持続的に使える（術後の疼痛管理も可）	一定時間	短時間（約1〜3時間）
麻酔方法	麻酔ガスの吸入（吸入麻酔）静脈へ注射（静脈麻酔）	くも膜下腔へ注入	硬膜外腔へ注入	支配神経の根元へ注入	皮下・皮内へ注射 粘膜へ塗布・散布
人工呼吸管理	○	×	×	×	×

　交感神経が遮断されることで血管が拡張し、血圧が低下します。また徐脈を起こすこともあります。薬液注入後は、血行動態の変動に注意が必要です。また薬液が頭側に広がり、第5胸椎レベル以上まで神経遮断を生じた場合、**高位脊椎麻酔**と呼ばれ、肋間筋麻痺のため患者は呼

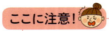

吸困難感を訴えます。さらに頸髄レベルまで達した場合は横隔神経麻痺を生じる可能性があり、呼吸補助が必要となります。

> **ここに注意！**
> 脊髄くも膜下麻酔は、薬液注入後に起こる血行動態の変動、呼吸困難感に注意します。

硬膜外麻酔

　硬膜外麻酔は、硬膜外腔に細いカテーテルを留置して行うことが多く、**術後の疼痛管理**にも利用できます。全身麻酔や脊髄くも膜下麻酔と併用することも多いです。

　穿刺する部位は、手術する部位により頸部、胸部、腰部硬膜外麻酔に分けられます。脊髄くも膜下麻酔と比較すると、鎮痛効果が現れる部位は狭く、帯状です。

▼ 脊髄くも膜下麻酔と硬膜外麻酔の穿刺部位

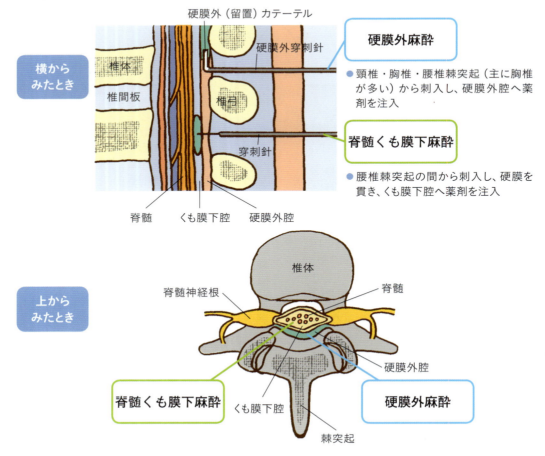

伝達麻酔・末梢神経ブロック

手術する部位全体を支配する神経の根元の部分に局所麻酔薬を注入し、一定時間痛みを遮断する方法です。腕神経叢ブロック、腹横筋膜面ブロック、大腿神経ブロック、閉鎖神経ブロック、坐骨神経ブロックなどがあります。

薬液を注入する場所を、超音波検査装置で映し出しながら針を刺します ▶P141 。

浸潤・粘膜麻酔

局所麻酔薬を手術する部位の皮下または皮内に注射し、痛みを遮断する方法です。歯科の抜歯など狭い範囲での適応になります。

粘膜には、局所麻酔薬を塗布または散布することで麻酔をすることができます。

Column

筋弛緩モニターを活用してリスクを防ぐ！

2019年1月21日、日本麻酔科学会から筋弛緩回復薬スガマデクスナトリウムの使用について、「投与量は、筋弛緩状態の深さと体重に応じて設定が必要」との注意喚起がなされました[1]。これはスガマデクスの投与が不十分であったため、術後に患者が帰室してから再び筋弛緩状態となり、呼吸トラブルが国内だけで数十件発生したためです。

筋弛緩薬の投与量は少なすぎても多すぎても、トラブルを誘発します。現在の筋弛緩状態がどの程度かをモニタリングするには、TOFウォッチ®に代表される筋弛緩モニター ▶P61 を使います。

母指内転筋に取り付けた加速度トランスデューサーで、尺骨神経を0.5秒おきに4回電気刺激します。筋弛緩薬投与前は、最初の刺激で母指が動く大きさと4回目の大きさには、差がありません。完全な筋弛緩状態にあると最初から母指は動きません。筋弛緩状態から回復過程にある状態では、1回目の刺激のみに反応する場合、2回目まで、あるいは3回目までの刺激に反応して母指が動く場合、「TOFカウント」といってT1、T2、T3と表します。4回目の刺激に反応するときは、1回目の刺激と4回目の刺激による母指加速度の大きさの比をとり、TOF比と呼びます。

患者が覚醒し始め筋肉が動き始めても、TOF比を見てみると、まだ筋弛緩薬の効果が残存していることが多いのです。筋弛緩薬の拮抗薬は、必ず十分な量を投与する必要があります。

文献

1) 日本麻酔科学会安全委員会：（注意喚起）スガマデクスの適正使用について. 2019年1月21日.
https://anesth.or.jp/users/news/detail/5c6e37f8-2d98-4ec8-b342-197fa50cc6ad（2019.9.10.アクセス）

術前評価と術後疼痛管理

術前評価と術後疼痛管理

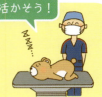
麻酔を知ってケアに活かそう！

 コレだけおさえよう！

- 手術で行う麻酔法は、呼吸機能や心機能、既往歴などをもとに術前の患者の状態を評価して計画する。
- 術後の早期離床につなげるため、PCAシステムなどを活用して、術後疼痛を積極的にコントロールすることが重要である。

術前の評価—麻酔科医は患者の何に注目しているか—

　これまで麻酔法について述べてきましたが、じつは麻酔で最も重要なのが患者の術前評価です。患者の情報が何もない状態で、麻酔を計画することはできません。
　きわめて簡便に患者の術前状態を表す方法としては、**ASA術前状態分類**を使います。これは、手術患者の全身状態を6クラスに分類します。さらに緊急手術では、1E、2Eというように Emergency の「E」を付けて表現します。

 Word

ASA術前状態分類：ASA physical status classification、米国麻酔学会術前状態分類

▼ ASA術前状態分類

CLASS 1	（手術となる原因以外は）健康な患者
CLASS 2	軽度の全身疾患をもつ患者（コントロール良好な高血圧、糖尿病など）
CLASS 3	重度の全身疾患をもつ患者（心不全、高度肥満、重度の慢性閉塞性肺疾患〈COPD〉、透析患者など）
CLASS 4	生命を脅かすような重度の全身疾患をもつ患者（3か月以内の心筋梗塞、敗血症など）
CLASS 5	手術なしでは生存不可能な瀕死状態の患者（胸腹部大動脈瘤破裂、多臓器不全など）
CLASS 6	脳死患者（移植のための臓器摘出ドナー）

　ただ、これだけではおおまかな様子しかわからず、具体的な麻酔法を計画するには、次の情報が必要となります。

1 呼吸機能と気道確保方法

呼吸機能と全身麻酔のための気道確保の方法を確認します。

▼ 呼吸機能と気道確保方法のチェックポイント

> a．肺機能検査での「拘束性または閉塞性換気障害」の有無、日常生活動作（ADL）における息切れの有無 ▶P2：高度の換気障害があれば、周術期の肺合併症の危険が高まる。術後は、集中治療室での観察が必要となることがある。薬物療法により症状が改善する見込みのある気管支喘息や、COPD患者では、内科的治療を優先する
> b．小顎、短頸、歯牙の異常、開口制限の有無 ▶P67：これらがある場合、挿管困難が疑われるため、DAMカートを準備する必要がある

2 心機能と血管性状

　心機能を改善する目的で行う手術であればいいのですが、心臓に大きな問題を抱えたまま心臓以外の手術（例えば、外科や産婦人科の高侵襲手術など）を行うときには、周術期の心機能の維持が大きな課題となります。手術別にリスク分類を示します。
　「非心臓手術における合併心疾患の評価と管理に関するガイドライン（2014年改訂版）」[8]が、関係学会合同で発表されています。
　そのほか、血管性状（冠動脈や頸動脈の石灰化の程度、大動脈径など）にも注意が必要です。

▼ 心合併症率からみた非心臓手術のリスク分類

低リスク <1%*	中等度リスク 1〜5%*	高リスク >5%*
・乳腺手術 ・歯科手術 ・内分泌手術 ・眼科手術 ・婦人科手術 ・再建手術（形成外科） ・整形外科小手術（膝） ・泌尿器科小手術	・腹腔内手術 ・頸動脈手術 ・末梢動脈形成術 ・動脈瘤血管内修復術 ・頭頸部手術 ・神経外科／整形外科大手術（股関節、脊椎） ・肺・腎・肝移植 ・泌尿器大手術	・大動脈・主幹血管手術 ・末梢血管手術

＊死亡率

Fleisher LA, Beckman JA, Brown KA, et al. ACC/AHA 2007 guidelines on perioperative cardiovascular evaluation and care for noncardiac surgery: a report of the American College of Cardiology/American Heart Association Task Force on Practice Guidelines (Writing Committee to Revise the 2002 Guidelines on Perioperative Cardiovascular Evaluation for Noncardiac Surgery). J Am Coll Cardiol 2007；50（17）：e159-e241.

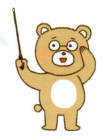

冠動脈や頸動脈の石灰化の程度、大動脈径などにも注意します！

3 既往歴

冠動脈カテーテル治療、心臓手術、肺切除術、脊椎手術などの手術歴、糖尿病、慢性関節リウマチ、慢性腎臓病など、周術期の心肺機能や免疫能に影響を与える既往歴は重要です。

また、家族歴として**悪性高熱症**を確認しておく必要があります。

4 薬剤使用歴

薬剤使用歴を確認し、抗凝固薬、抗血小板薬、抗免疫薬、ステロイド、降圧薬などは、**術前の中止や継続**の判断が必要となります ▶P194 。

5 アレルギー

術前に確認しておく必要があるのが**ラテックスアレルギー**で、手術室で使用されるゴム手袋などのゴム製品に接することでアナフィラキシーショックを発症することがあります。

ハイリスクと考えられている患者には、ラテックスフリーの対応をします ▶P166 。

術後の疼痛管理

術後の合併症を防ぎ、転帰を改善させるためには、早期離床が必要です。そのためには、動作時の痛みが少ないこと、痛みによる呼吸障害がないことが重要となります。

硬膜外鎮痛や神経ブロックを併用するとともに、痛みに応じて患者自身が鎮痛薬投与をコントロールできるPCAシステムを用いることも可能です ▶P139 。

施設によっては、**急性疼痛対策チーム**を組織して、対応しているところもあります。

（山下茂樹）

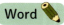

> **急性疼痛対策チーム**：acute pain service、術後に病棟を回診し、痛みが適切にコントロールされているか、副作用が起きていないかなど、スコアリングを行い、患者が快適に過ごせるようにするとともに、看護師からの相談などにも対応するチーム

文献

1) 稲田英一：特集 医学研究のUP-TO-DATE 医療における麻酔科医の役割．順天堂医学 2006；52：35-44．
2) Brown EN, Lydic R, Schiff ND. General Anesthesia, Sleep, and Coma. N Engl J Med 2010；363：2638-2650.
3) Leslie K, Skrzypek H. Dreaming during anaesthesia in adult patients. Best Pract Res Clin Anaesthesiol 2007；21(3)：403-414.
4) 新井奈々：麻酔のインフォームドコンセント―ちょっとしたスキルとマクロな視点が大切！―．LiSA 2018；25(4)：438-442．
5) 谷口英喜，佐々木俊郎，藤田久栄，他：「外科侵襲を代謝とサイトカインから考える」手術侵襲と麻酔管理―術後回復促進を目指し，手術侵襲の軽減を目的とした麻酔管理―．外科と代謝・栄 2016；50(5)：255-264．
6) 菊地博達：悪性高熱症とは―日本臨床麻酔学会第19回大会教育公演―．日臨麻会誌 2000；20(3)：156-162．
7) 鈴木邦明，渋谷真希子，長谷由理，他：全身及び局所麻酔薬の作用機序．北海道歯誌 2017；37：116-123．
8) 日本循環器学会，日本冠疾患学会，日本胸部外科学会，他：非心臓手術における合併心疾患の評価と管理に関するガイドライン（2014年改訂版）．http://www.j-circ.or.jp/guideline/pdf/JCS2014_kyo_h.pdf（2019.9.10.アクセス）

周術期の基礎知識 編

2章

周術期に使う薬剤

- 術前に注意すべき薬剤
- 術後に使う薬剤

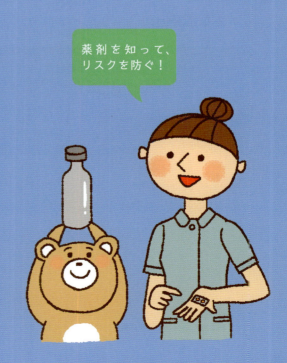

薬剤を知って、リスクを防ぐ！

術前に注意すべき薬剤

術前に注意すべき薬剤

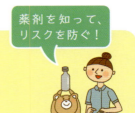

コレだけおさえよう！

- 術前に使用している薬剤（市販薬、サプリメント含む）を、すべて把握しておく。
- 術前に注意が必要な薬剤は、血液をサラサラにする薬剤以外にもある。

抗凝固薬・抗血小板薬（血液をサラサラにする作用）

　抗凝固薬・抗血小板薬は、**脳梗塞、心筋梗塞、心房細動、肺塞栓症**などの疾患に対して投与されます。

　周術期では、**術中の出血リスクを軽減**する目的で、血液をサラサラにする抗凝固薬・抗血小板薬は手術前の一定期間、休薬することがあります。しかしながら、休薬によって血栓症や塞栓症を発症する恐れもあるため、患者ごとの危険因子や術式などを確認し、周術期に休薬することのリスクとベネフィットを十分に考慮し、判断しなければなりません。

　抗凝固薬・抗血小板薬は作用機序の違いにより、いくつかに分類されます。各薬剤の血小

▼ 主な抗凝固薬

一般名	主な商品名	休薬期間のめやす
ワルファリンカリウム	ワーファリン錠	・総合的に評価が必要[*2]
ダビガトランエテキシラートメタンスルホン酸塩	プラザキサ®カプセル	・可能であれば、手術や侵襲的手技の24時間前までに投与中止 ・完全な止血機能を要する大手術を実施する場合や出血の危険性が高い患者を対象とする場合には、手術の2日以上前までの投与中止を考慮[*1]
エドキサバントシル酸塩水和物	リクシアナ®錠	・24時間以上前[*1]
リバーロキサバン	イグザレルト®錠	・24時間以上前[*1]
アピキサバン	エリキュース®錠	・低出血リスクまたは出血が限定的でコントロールが可能な場合前回投与から少なくとも24時間以上前 ・中〜高出血リスクまたは臨床的に重要な出血を起こす恐れがある場合は、前回投与から少なくとも48時間以上前[*1]

[*1] 添付文書、[*2] 倉敷中央病院薬品情報室：手術前に投与を中止すべき医薬品

や凝固因子などに対する作用の可逆性、薬物動態により、適切な休薬期間が定められています。
　抗凝固薬は、休薬の際に血栓ができないように、抗凝固薬の注射（ヘパリンなど）を代わりに使用することもあります。

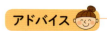

休薬によって、原疾患の悪化（胸痛、下肢痛など）が生じていないか観察しましょう。

▼ 主な抗血小板薬

一般名	主な商品名	血小板に対する作用	休薬期間のめやす
アスピリン	バイアスピリン®錠 バファリン配合錠など	不可逆的	7日前[*1]
アスピリン/ランソプラゾール	タケルダ®配合錠	不可逆的	7日前[*1]
チクロピジン	パナルジン®錠など	不可逆的	10～14日前[*1]
クロピドグレル	プラビックス®錠など	不可逆的	14日前[*1]
クロピドグレル/アスピリン	コンプラビン®配合錠	不可逆的	14日以上前[*1]
プラスグレル	エフィエント®錠	不可逆的	14日以上前[*1]
チカグレロル	ブリリンタ®錠	可逆的	5日以上前[*1]
ジピリダモール	ペルサンチン®錠 ペルサンチン®-Lカプセルなど	可逆的	1～2日前[*2]
ベラプロストナトリウム	ドルナー®錠 ケアロード®LA錠など	可逆的	1日前[*2]
トリメタジジン	バスタレル®F錠	可逆的	2日前[*2]
セレキシパグ	ウプトラビ®錠	可逆的	1日前[*2]
リマプロストアルファデクス	オパルモン®錠 プロレナール®錠など	可逆的	1日前[*2]
トラピジル	ロコルナール錠など	可逆的	3日間、安全をみるなら7日[*2]
イブジラスト	ケタス®カプセル	可逆的	3日間[*2]
ジラゼプ塩酸塩水和物	コメリアン®コーワ錠など	可逆的	3日間、安全をみるなら7日[*2]
シロスタゾール	プレタール®錠など	可逆的	2～4日前[*2]
イフェンプロジル酒石酸塩	セロクラール®錠	可逆的	2日間[*2]
イコサペント酸エチル	エパデールSなど	不可逆的	7～10日前[*2]
オメガ-3脂肪酸エチル	ロトリガ®粒状カプセル	不可逆的	7～10日前[*2]
ニセルゴリン	サアミオン®錠など	可逆的	2日間[*2]
サルポグレラート	アンプラーグ®錠など	可逆的	1～2日前[*2]

*1 添付文書、*2 倉敷中央病院薬品情報室：手術前に投与を中止すべき医薬品

術前に注意すべき薬剤

深部静脈血栓症（DVT）リスクを増加させる薬剤（経口避妊薬、SERM（サーム）など）

　一般的に、経口避妊薬などに使用されるホルモン薬であるエストロゲン（卵胞ホルモン）とプロゲステロン（黄体ホルモン）は**血栓症を起こしやすくする**ため、注意が必要です。長期の安静臥床を要する大手術では、手術前に休薬が必要です。骨粗鬆症治療薬にも、女性ホルモン様作用をもつ薬剤があるため、注意が必要です。

> **ここに注意！**
> 選択的エストロゲン受容体モジュレーター（selective estrogen receptor modulator：SERM）という骨粗鬆症治療薬は、長期不動状態（術後回復期、長期安静期など）にある患者には禁忌です。

▼ 深部静脈血栓症リスクを増加させる薬剤

	一般名/薬効分類	主な商品名	添付文書などの周術期に関する記載	休薬期間のめやす
ホルモン薬	結合型エストロゲン	プレマリン®錠	血液凝固能が亢進し、血管系の副作用の危険性が高くなる恐れがある	禁忌：手術前4週以内*
ホルモン薬	エストロゲン・プロゲステロン、避妊薬	ルナベル®配合錠 ヤーズ®配合錠 アンジュ®錠 トリキュラー®錠など	血液凝固能が亢進し、心血管系の副作用の危険性が高くなることがある	禁忌：手術前4週以内、術後2週以内*
SERM	ラロキシフェン塩酸塩	エビスタ®錠	静脈血栓塞栓症（DVT、肺塞栓症、網膜静脈血栓症を含む）のリスクが上昇する	長期不動状態（術後回復期、長期安静期など）に入る3日前には本剤の服用を中止し、完全に歩行可能になるまでは投与を再開しないこと*
SERM	バゼドキシフェン酢酸塩	ビビアント®錠	静脈血栓塞栓症（DVT、肺塞栓症、網膜静脈血栓症を含む）が現れることがある	長期不動状態に入る前に本剤の投与を中止し、完全に歩行可能になるまでは投与を再開しないこと*

＊添付文書

▼ 経口避妊薬の処方

○ 継続できる
- **安静臥床を要しない小手術**：WHO分類1－使用制限なし
- **長期間の安静臥床を要しない大手術**：WHO分類2－リスクを上回る利益

✗ 手術前に休薬する
- **長期の安静臥床を要する大手術**：WHO分類4－容認できない健康上のリスク（絶対的禁忌）[1]

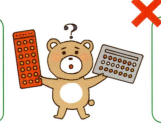

ステロイド

　ステロイドは、抗炎症作用や免疫抑制作用を目的として、**関節リウマチ**や**膠原病（全身性エリトマトーデス**など）、**ネフローゼ症候群**、**潰瘍性大腸炎**、**血液疾患**など、多くの疾患に対して投与されます。

　健康な成人は副腎皮質からホルモンを分泌しており、1日に産生・分泌する量はコルチゾールとして5～10mg、プレドニゾロンとして5～7mgといわれています。長期間ステロイドを服用している、あるいは短期間でも大量のステロイドを使用している場合、副腎皮質が委縮し、手術などのストレスが加わったときに十分なコルチゾールが分泌できずに、低血圧性ショックなど**急性副腎不全（副腎クリーゼ）**を起こし、致死的となる可能性があります[2]。

　急性副腎不全の発症を防止するために、周術期に十分量のステロイドを外部から投与します（**ステロイドカバー**）。ステロイドカバーの実施基準に関しては、手術前のステロイドの服用量および服用期間を考慮し、副腎不全のリスクを評価して判断されます。また、手術の侵襲度に応じてステロイドカバーを行います[3]。

> **ここに注意！**
>
> ステロイドを仮用していると、免疫機能が低下していることがあるため、術後は感染徴候の観察が必要です。また、ステロイドは血糖値を上昇させる作用もあるため、高血糖にも注意します。

▼ ステロイドカバーのめやす

手術侵襲度	主な術式例	ヒドロコルチゾン投与法		
		手術当日	術後1日	術後2日
軽度	鼠径ヘルニア手術	25mg静脈内投与	－	－
	局所麻酔手術			
中等度	開腹胆嚢摘出術	50～75mg 静脈内投与	漸減し通常量へ	－
	大腸部分切除術			
	下肢血行再建術			
	関節全置換術			
	腹式子宮摘出術			
高度	心臓外科手術	100～150mg 静脈内投与	漸減し通常量へ	漸減し通常量へ
	膵頭十二指腸切除の再建			
	食道胃切除術			
	大腸全切除術			
	肝切除術			
	下垂体腺腫切除術			
	全身麻酔下での歯科処置、矯正手術、重度の顔面外傷			

日本病院薬剤師会監修：周術期の薬学管理改訂2版. 南山堂, 東京, 2018：119. より引用

術前に注意すべき薬剤

生物学的製剤、抗がん薬

　リウマチ、**乾癬**などで使用される生物学的製剤は免疫抑制作用があるため、手術後の**創傷治癒遅延**、**感染防御**に影響する可能性があります。

　整形外科手術の周術期には、生物学的製剤の休薬を推奨するとされていますが、休薬期間の具体的な決まりはありません。現段階では薬剤の投与間隔、投与量、半減期などを考慮して決定することが望ましいとされています。

　手術前に抗がん薬を使用する場合がありますが、血管新生阻害作用をもつ抗がん薬などは、手術後の**創傷治癒遅延**、**消化管穿孔**などのリスクがあり、適正使用ガイドラインなどに休薬期間や術後の再開時期が示されているものもあります。

▼ 主な生物学的製剤とメトトレキサート

一般名	主な商品名	ガイドラインなどの周術期に関する記載[4)-10)]
インフリキシマブ	レミケード®点滴静注用	・術後の創傷治癒、感染防御に影響がある可能性がある ・術後は創がほぼ完全に治癒し、感染の合併がないことを確認できれば再投与が可能
エタネルセプト	エンブレル®皮下注	
アダリムマブ	ヒュミラ®皮下注	
ゴリムマブ	シンポニー®皮下注	
セルトリズマブ　ペゴル	シムジア®皮下注	
アバタセプト	オレンシア®皮下注など	・術後の創傷治癒、感染防御への影響に関しては、経験が少なく未確定だが、創傷治癒が遅延したり、感染リスクが上昇したりする可能性がある ・術後は創がほぼ完全に治癒し、感染の合併がないことを確認できれば再投与が可能
トシリズマブ	アクテムラ®皮下注など	・手術後に創傷治癒が遅延する可能性がある ・本剤投与中に手術を施行する場合にはCRPや白血球数に依存せず、局所症状に注意して手術部位感染（SSI）の早期発見に努める
サリルマブ	ケブザラ®皮下注	
トファシチニブ	ゼルヤンツ®錠	・周術期リスク、また、手術後の創傷治癒に関するエビデンスは十分でない ・周術期には本剤の休薬を含む慎重な対応を行い、局所症状に注意してSSIの早期発見に努める ・術後は創がほぼ完全に治癒し、感染の合併がないことを確認した後の再投与が望ましい
バリシチニブ	オルミエント®錠	
ペフィシチニブ	スマイラフ®錠	
メトトレキサート	リウマトレックス®カプセル	・整形外科予定手術では投与継続が可能だが、術後感染症に注意が必要 ・整形外科予定手術以外の手術に関するエビデンスはないため、術前術後の患者の状態（術後腎機能低下症例、出血、低アルブミン血症など）に応じて周術期における本剤の継続あるいは、一時中断あるいは再開を判断することが望ましい

▼ 周術期に特に注意が必要な抗がん薬

一般名	主な商品名	添付文書などの周術期に関する記載	休薬期間のめやす
サリドマイド	サレド®カプセル	・本剤の抗血管新生作用が創傷の治癒を阻害する可能性があることから、外科手術などを実施した場合、適切な期間、本剤の投与を中止する	記載なし
ラムシルマブ	サイラムザ®点滴静注液	・手術を予定している場合には、手術の前に本剤の投与を中断する ・術後に本剤を投与する際には、創傷が治癒していることを十分に確認し、投与を開始することが望ましい	記載なし
スニチニブリンゴ酸塩	スーテント®カプセル	・創傷治癒を遅らせる可能性があるので、手術時は投与を中断することが望ましい ・術後の投与再開は患者の状態に応じて判断する	7日[*1]
ソラフェニブトシル酸塩	ネクサバール®錠		7日[*1]
レゴラフェニブ水和物	スチバーガ®錠		14日[*1]
アキシチニブ	インライタ®錠		1日[*1]
パゾパニブ塩酸塩	ヴォトリエント®錠		7日[*1]
バンデタニブ	カプレルサ®錠		記載なし
レンバチニブメシル酸塩	レンビマ®カプセル		7日[*1]
ニンテダニブエタンスルホン酸塩	オフェブ®カプセル		記載なし
テムシロリムス	トーリセル®点滴静注液		記載なし
シロリムス	ラパリムス®錠など	・創傷治癒不良の影響を考慮し、術前の休薬期間を設けることが望ましい ・創傷時には観察を十分に行い、異常が認められた場合には休薬し、適切な処置を行う（肺移植登録患者では本剤投与中止）	2週間（肺移植登録患者）[*2]
ベバシズマブ	アバスチン®点滴静注用	・創傷治癒遅延による合併症のリスクがある ・臨床試験で大手術後28日間経過していない患者に本剤を投与した経験はない	5週間[*1]
メドロキシプロゲステロン酢酸エステル	ヒスロン®H錠	・血栓症の恐れのある患者に投与しない、もしくは慎重に投与する	禁忌：手術後1週間以内[*1] 慎重投与：手術後1か月以内

[*1] 日本麻酔科学会・周術期管理チーム委員会編：周術期管理チームテキスト 第3版, 日本麻酔科学会, 兵庫, 2016：163.
[*2] ラパリムス®錠1mg適正使用ガイド

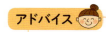

生物学的製剤・抗がん薬を使用している患者では、縫合不全や創部離開、感染徴候を観察しましょう。

術前に注意すべき薬剤

糖尿病薬

　糖尿病患者はSSI、低血糖、高血糖、脱水など周術期合併症を起こしやすく、安全に手術を行えるよう血糖管理が必要となります。経口血糖降下薬は絶食が必要な周術期は休薬を行い、高血糖への対処はインスリンで行うのが基本です。

　手術侵襲があると、生体反応により血糖値が上昇します。高血糖は**術後感染**の罹患率を高め、創部の炎症が持続して**創傷治癒も遷延**します[2]。

> **アドバイス**
> 手術による高血糖は、術後感染や創傷治癒の遅延を招くため、周術期の血糖管理は非常に重要です。

Column
薬のエキスパート、薬剤師をもっと活用しよう！

術前
　術前に注意すべき薬剤は多種あり、十分な休薬期間をとる必要がある薬剤もあります。手術の決定から入院までの期間に、使用している薬剤について確認することが重要です。
　最近では「お薬手帳」を使用している患者も多数いますが、お薬手帳に記載がない注射薬などを使用している場合もあるので、お薬手帳の情報を鵜呑みにせず、患者本人や家族からていねいに薬歴について聴取することが大切です。薬剤師は、服薬アドヒアランスが悪い患者には服薬指導を行い、少しでもよい状態で手術に備えるよう教育します。

入院時
　薬剤師は持参薬を確認し、術前に休薬する必要がある薬剤があるかどうか確認を行います。該当薬剤がある場合には、医師から休薬指示があるか、患者が休薬指示を遵守できているか聴取します。休薬指示が守られていない場合は、麻酔法が制限されることや、手術が延期になる可能性もあるため、至急医師へ報告します。

術後～退院
　術後の患者の疼痛コントロールができているか確認します。アスピリン喘息の既往がある、肝臓や腎臓の機能が低下している場合は、使用を控えるか投与量に注意が必要な薬剤もあります。鎮痛薬による副作用が出ていないかも確認します。
　術前に休薬している薬剤がある場合は、適切な時期に再開指示があるか確認を行います。薬剤師は、退院前に使用している薬剤について服薬指導を行い、退院後に自宅で問題なく投薬ができるようサポートします。

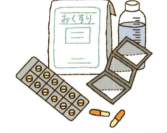

サプリメント、健康食品

近年では健康への関心が高まり、疾患の有無にかかわらず体調の維持と増進、病気の予防目的で市販の健康食品やサプリメントを摂取している患者も多くみられます。サプリメント、健康食品のなかには出血リスクのあるもの、**麻酔薬の鎮静作用**に影響があるもの、**医薬品との相互作用**があるものもあるため、麻酔や手術に対してリスクとなることを十分に説明し、理解を得たうえで摂取中止の指導を行うことが重要です。

▼ 周術期に注意が必要なサプリメント

サプリメント	中止期間*	最低中止期間	問題点
アロニ	2〜3週間	データなし	・易出血（プロスタグランジン合成低下による二次的な血小板凝集阻害）
イチョウ葉エキス	2〜3週間	36時間	・易出血（血小板活性化因子抑制）
エキナケア（ムラサキバレンギク）	2週間	データなし	・長期連用による創部の治癒遅延や感染
エフェドラ（マオウ）	2〜3週間	24時間	・心拍数増加、血圧上昇、ハロタンとの併用で不整脈
ガーリック（ニンニク）	2〜3週間	7日	・易出血（血小板凝集抑制効果）
カバ	2〜3週間	24時間	・鎮静（麻酔薬との相加・相乗効果）
魚油	1週間	3〜4日	・易出血（血小板凝集抑制効果）
ジンジャー（ショウガ）	2〜3週間	7日	・易出血（血小板凝集抑制効果）
セントジョーズワート	2〜3週間	5日	・鎮静（麻酔薬との相加・相乗効果） ・治療薬（CYP、P糖タンパクの基質薬剤）の作用減弱
チョウセンニンジン	2〜3週間	7日	・易出血（血小板凝集抑制効果） ・心拍数増加、血圧上昇、血糖降下
ノコギリヤシ	2〜3週間	データなし	・易出血（不明）
バレリアン（カノコソウ）	2〜3週間	データなし	・鎮静（麻酔薬との相加・相乗効果）
フィーバーフュー（ナツシロギク）	2〜3週間	データなし	・易出血（血小板凝集抑制効果）

＊米国麻酔科学会による推奨期間（日本麻酔科学会・周術期管理チーム委員会編：周術期管理チームテキスト 第3版, 日本麻酔科学会, 兵庫, 2016：164.）

Column

休薬指導で注意したい "一包化" された内服薬

薬剤の飲み忘れを防ぐために、最近は服用する薬剤を1つにまとめた「一包化」調剤をしている患者が多くいます。1つの袋のなかに、10種類以上の薬剤が入っていることも珍しくありません。

手術1週間前から抗血小板薬の中止指示が出た患者で、一包化した袋のなかに似たような白い錠剤が複数あるため、患者自身が薬剤を抜いた際に間違えた薬剤を中止してしまい、手術が延期になった事例がありました。

休薬指導を行う際は、患者の薬剤がどのような調剤をしているか確認し、一包化調剤の場合は、安全に休薬ができるよう調剤薬局などと連携が必要です。

術後に使う薬剤

術後に使う薬剤

 コレだけおさえよう!

- 術前に休薬した薬剤は、忘れずに術後の再開を確認する。
- 喘息患者に鎮痛薬を投与する際は、アスピリン喘息の出現に注意する。

術前に休薬した薬剤の再開

術前に休薬した薬剤は、原疾患の悪化が懸念されるため、再開可能となれば、すみやかに使用を開始します。術後再開までの期間が定められた薬剤もあるため、再開時期が適切かどうかの検討も必要です。休薬している薬剤がある場合は、多職種と情報を共有して、忘れずに再開するようにしましょう。

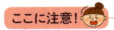 **ここに注意!**
抗凝固薬の注射を使用している場合、内服再開と注射中止のタイミングが薬剤によって異なるため注意が必要です。

▼ 抗凝固薬（注射）中止と抗凝固薬（内服）再開のタイミング

一般名	主な商品名	抗凝固薬（注射剤）中止と抗凝固薬（内服）再開のタイミング
ワルファリンカリウム	ワーファリン錠	・ワルファリンカリウムの効果が十分になれば注射剤を中止（INRが治療域であれば抗凝固薬〈注射〉中止）[*1]
ダビガトランエテキシラートメタンスルホン酸塩	プラザキサ®カプセル	・抗凝固薬（注射剤）の次回投与予定時間の2時間前から、あるいは持続静注中止時に内服開始[*2]
エドキサバントシル酸塩水和物	リクシアナ®錠	・持続静注中止4±1時間後に内服開始[*2]
リバーロキサバン	イグザレルト®錠	・次回の静脈内または皮下投与が予定された時間の0～2時間前または持続静注中止後より、内服開始[*2]
アピキサバン	エリキュース®錠	・持続静注中止と同時に内服開始

[*1] ワーファリン適正使用情報第3版、[*2] 添付文書

術後痛に使う薬剤

　術後痛は術後の離床や経口摂取再開を阻害し、循環器系、呼吸器系、消化器系などさまざまな合併症の原因となり、同時に患者の満足度を低下させます。このような合併症を予防し、術後回復を促進するためには、**術後早期からの十分な鎮痛**が重要です。それぞれの鎮痛法の特徴を理解し、痛みの性質にあわせて組み合わせることで、個々の患者や術式に応じたより有効な術後鎮痛を行うことが可能になります ▶P139 。

　術後鎮痛には、アセトアミノフェンや非ステロイド抗炎症薬（NSAIDs）が使用されることが多いです。アセトアミノフェンは胃腸障害を起こしにくく、NSAIDs と併用することもできます。投与量が多い場合に、肝障害に注意が必要です。NSAIDs は胃腸障害や腎障害に注意が必要です。

　鎮痛薬使用後に、**アスピリン喘息**という喘息発作を主体とする症状が現れることがあります。手術前に鎮痛薬で喘息発作が誘発された既往がないか、事前に確認が重要です。

（有澤礼子、若松佳子）

▼ 術後鎮痛に用いられる主な鎮痛薬

一般名		主な商品名		用法・用量	Tmax[*1] (hr)	T1/2[*2] (hr)	備考
アセトアミノフェン	アセトアミノフェン	カロナール®	錠	300〜1,000mg/回、1日3〜4回（アルピニー坐剤は10〜15mg/kg/回、1日60mg/kgを限度）	0.5〜1	2.5	・胃腸障害を起こしにくい ・**肝障害に注意** ・1回1g、1日4gを超えない。体重50kg未満の成人には、体重1kgあたり1回15mgを上限 ・NSAIDsと併用可
			シロップ				
		アセトアミノフェン原末					
		アルピニー®坐剤50、100			2〜3		
		アセリオ®静注液1g/100mL			0.25		
NSAIDs	ロキソプロフェンナトリウム	ロキソニン®錠		60mg/回、1日3回まで	0.5〜1	1.3	・胃腸障害が少ない
	ジクロフェナクナトリウム	ボルタレン®	錠	75〜100mg/日、1日3回	2.7	1.5	・強力な抗炎症作用と鎮痛・解熱効果がある ・消化器系副作用の頻度が高い
			SRカプセル	37.5mg/回、1日2回	7		
			サポ	25〜50mg/回、1日2〜3回	0.8〜1		
	フルルビプロフェンアキセチル	ロピオン®注		50mg/回、1日2〜4回	約7分	5.8	・効果発現がすみやか
	チアラミド塩酸塩	ソランタール®錠		100mg/回、1日3回	0.9	1.59	・**塩基性NSAIDs**

（次頁につづく）

術後に使う薬剤

一般名		主な商品名	用法・用量	Tmax[*1] (hr)	T1/2[*2] (hr)	備考
選択的COX-2阻害薬[*3]	メロキシカム	モービック®錠	10mg/回、1日1回（最大投与量15mg）	7	28	・効果が持続するため、1日1回投与
	セレコキシブ	セレコックス®錠	100〜200mg/回、1日2回（最大投与量600mg）	2	8	・冠動脈バイパス再建術の周術期患者に禁忌
	エトドラク	ハイペン®錠	200mg/回、1日2回（最大投与量600mg）	1.4	7	‐
その他	コデインリン酸塩	コデインリン酸塩散	60mg/日、1日3回	0.4〜2.0	2.3	・便秘、眠気、悪心に注意
	トラマドール塩酸塩[*4]	トラマール®カプセル、OD錠	1回100mg、400mg/日を超えない100〜300mg/日、1日4回	1.0〜2.6	6	・便秘、眠気、悪心に注意
		ワントラム®錠	1回100mg、400mg/日を超えない、1〜3錠/日、1日1回	9.5〜11.5	16	・便秘、眠気、悪心に注意 ・効果が持続するため1日1回投与
	トラマドール塩酸塩・アセトアミノフェン[*4]	トラムセット®配合錠	4〜8錠/日、1日4回	‐	‐	・便秘、眠気、悪心、肝障害に注意 ・1錠中にアセトアミノフェン325mgとトラマドール37.5mgを含む配合錠 ・1日8錠を超えて使用しない ・アセトアミノフェンを含む他剤と併用時、アセトアミノフェン総投与量が1日4gを超えないよう注意

＊1 Tmax：最高血中濃度到達時間、＊2 T1/2：半減期（薬物の成分の血中濃度が半減するまでの時間）
＊3 シクロオキシゲナーゼ（COX）-2を選択的に阻害するため、胃腸障害の発生頻度が少ない、＊4 術後鎮痛の適応なし
赤字：看護師が特におさえたいポイント

文献

1) 日本産科婦人科学会監修・編集：OC・LEPガイドライン2015年度版.日本産科婦人科学会, 東京, 2015.

2) 日本麻酔科学会・周術期管理チーム委員会編：周術期管理チームテキスト 第3版.日本麻酔科学会, 神戸, 2016：376, 452.

3) 阿部猛：長期ステロイド薬服用患者へのステロイド補充. 周術期の薬学管理改訂2版, 一般社団法人 日本病院薬剤師会監修, 南山堂, 東京, 2018：117.

4) 日本リウマチ学会 MTX診療ガイドライン策定小委員会編：関節リウマチ治療における メトトレキサート（MTX）診療ガイドライン 2016年改訂版（簡易版）.羊土社, 東京, 2016：8. https://www.ryumachi-jp.com/publication/pdf/MTX-2016kanni.pdf（2019.9.10.アクセス）

5) 日本リウマチ学会RA治療薬ガイドライン小委員会編：関節リウマチ（RA）に対する TNF 阻害薬使用ガイドライン（2019年6月29日改訂版）.2019：5-6. https://www.ryumachi-jp.com/info/guideline_tnf.pdf（2019.9.10.アクセス）

6) 日本リウマチ学会RA治療薬ガイドライン小委員会編：全例市販後調査のためのバリシチニブ使用ガイドライン（2019年6月29日改訂版）.2019：6. https://www.ryumachi-jp.com/info/guideline_barishichinibu.pdf（2019.9.10.アクセス）

7) 日本リウマチ学会RA治療薬ガイドライン小委員会編：全例市販後調査のためのペフィシチニブ使用ガイドライン（2019年6月29日改訂版）.2019：6. https://www.ryumachi-jp.com/info/guideline_peficitinib.pdf（2019.9.10.アクセス）

8) 日本リウマチ学会RA治療薬ガイドライン小委員会編：関節リウマチ（RA）に対するアバタセプト使用ガイドライン（2019年6月29日改訂版）.2019：4. https://www.ryumachi-jp.com/info/guideline_abt.pdf（2019.9.10.アクセス）

9) 日本リウマチ学会RA治療薬ガイドライン小委員会編：全例市販後調査のためのトファシチニブ使用ガイドライン（2019年6月29日改訂版）.2019：4. https://www.ryumachi-jp.com/info/guideline_tofacitinib.pdf（2019.9.10.アクセス）

10) 黒山政一, 明石貴雄, 厚田幸一郎, 他編：同効薬比較ガイド1 第2版.じほう, 東京, 2017：118-119, 122-123.

11) 山口重樹, 下山直人編：症例で身につくがん疼痛治療薬 効果判定から薬の増減, 次の一手まで, 患者にあった処方がわかる. 羊土社, 東京, 2014：77-78, 81.

周術期の基礎知識 編

3章

周術期にかかわる ME機器

- ME機器の使用目的と注意点
  電気メス
  内視鏡
  シリンジポンプ・TCIポンプ
  除細動器
  体外循環・補助循環装置

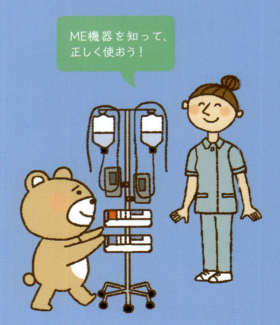

ME機器を知って、正しく使おう！

ME機器の使用目的と注意点

ME機器の使用目的と注意点

ME機器を知って、正しく使おう！

 コレだけおさえよう！

- 周術期に用いるME機器は生命維持につながるものも少なくないため、決められた使用方法を守り、適切に取り扱う。
- シリンジポンプ使用時は、シリンジを確実に固定し、サイフォニング現象が起こらないよう注意する。
- 臨床工学技士は、医療機器のスペシャリストとして頼れる周術期チームの一員である。

電気メス　　　　　　　　　　　　　　　手術室

1 電気メスとは

　電気メスとは、高周波電流を用いて組織の凝固や切開をする装置です。手術室において必要不可欠な装置となっています。
　電気メスには**モノポーラ**と**バイポーラ**の2種類があります。以前はモノポーラとバイポーラでは別々の装置でしたが、近年では1台で両方の役割を備えた装置が一般的となっています。

▼電気メス（一例）

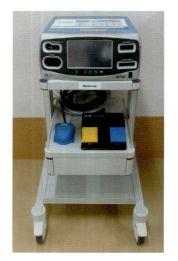

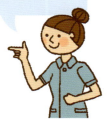
モノポーラ、バイポーラ、超音波デバイスがすべて1台で使用できる機器もあります

病棟　手術室：機器を使用する場所

2 モノポーラ電気メス

　モノポーラは、本体から出力された高周波電流がメス先を通して目的の組織を凝固・切開し、余分な電流は対極板を通り、再び本体へ戻る仕組みとなっています。そのため、**対極板が必要**となります。

▼ モノポーラのイメージ

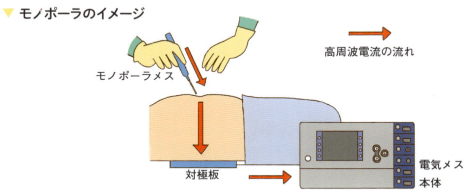

● メス先からの高周波電流が、対極板から本体へ戻る

3 バイポーラ電気メス

　バイポーラは、メス先が**ピンセット型**になっているため、メス先で凝固・切開した電流は片側から本体に回収する仕組みになっています。そのため、余分な電流が体内を流れることもなく、**対極板は不要**です。

▼ バイポーラのイメージ

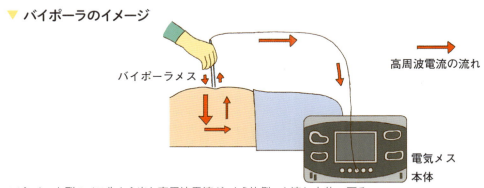

● ピンセット型のメス先から出た高周波電流が、もう片側へと流れ本体へ戻る

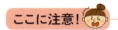

　電気メスを扱う際は、高周波電流を使用するため、術式にあった出力を設定すること、火花による引火、熱傷に注意します。また、指輪など金属の装飾品も放電して熱傷の原因となるので、手術前には外しておく必要があります。

ME機器の使用目的と注意点

内視鏡

病棟 手術室

1 内視鏡装置とは

近年、外科、呼吸器外科、婦人科など多科にわたり、内視鏡装置を用いた手術が増えています。小さな創部で手術をするため、痛みの軽減、入院日数の短縮にもつながります。

内視鏡のスコープには、体表に開けた穴から使用する**硬性鏡**と、口や鼻から挿入する**軟性鏡**の2種類があります。

▼ 内視鏡装置（一例）

本体

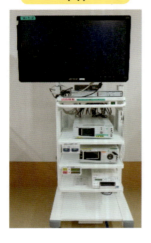

スコープ①：硬性鏡

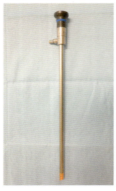

- 体表の切開部から挿入するため、硬くて短い
- 主に手術室で、外科的治療（腹腔鏡・胸腔鏡）に用いられる

スコープ②：軟性鏡

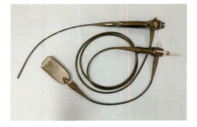

- 口や鼻から挿入するため、やわらかくて長い
- 主に内視鏡室で、診断と内科的治療に用いられる

2 内視鏡を用いた手術

硬性鏡を使う手術（腹腔鏡・胸腔鏡）では、体表に数個の穴を開け、その穴からスコープ、鉗子を入れ、組織の切除、吻合を行います。スコープや鉗子を操作するには、空間が必要となります。空間を確保するため、気腹器を使用し、血液に溶けやすい二酸化炭素を送り、腹部を膨らませます。

最近行われるようになったロボット支援手術も、内視鏡手術に含まれます。

> **ここに注意！**
> 高流量で気腹を行うと、**皮下気腫**を起こすことがあります。また、光源装置にて腹部内を照らすため、スコープ先端がランプにより熱をもち、思わぬ熱傷を負わせる危険性があります。

シリンジポンプ・TCIポンプ

1 シリンジポンプ 病棟 手術室

　シリンジポンプは、主に静脈など血管内への薬剤投与に使用されます。自然滴下に比べ、微量投与や長時間の持続投与が可能となります。使用するメリットとして、流量が容易に設定でき操作性にすぐれている、長時間安定した投与ができ精度がよい、液切れ・閉塞などのアラーム機能があり安全性にすぐれていることが挙げられます。

　手術室や術後管理では薬剤投与を慎重に行うため、流量精度がよく、微量投与が可能であるシリンジポンプの使用頻度が高いです。

▼ シリンジポンプ（一例）

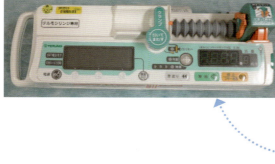
本体

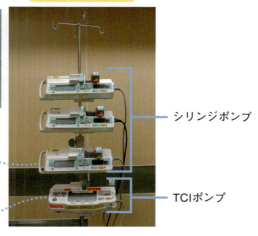
実際の使用例
― シリンジポンプ
― TCIポンプ

2 TCIポンプ 手術室

　TCIポンプは静脈麻酔薬を投与する場合に使用します。静脈麻酔薬であるプロポフォール製剤（ディプリバン®）の投与を目的に使用する機器です。静脈麻酔薬の目標血中濃度を設定することで、流量を自動的に調整し、適正な麻酔深度にコントロールします ▶P183 。

▼ TCIポンプ（一例）

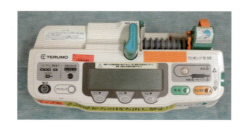

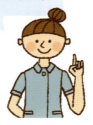
プロポフォールを自動で投与できます

基礎知識3　ME機器

209

ME機器の使用目的と注意点

> **ここに注意！**
> シリンジポンプもTCIポンプも、使用するシリンジを確実に設置することが重要です。シリンジの固定不良があると、患者穿刺部と装置の高低差により**サイフォニング現象**（薬剤が急速注入される現象）が発生します。シリンジポンプ、TCIポンプは微量投与を行う機器であるため、薬剤が大量かつ急速に投与されると重大なアクシデントにつながります。

▼ サイフォニング現象

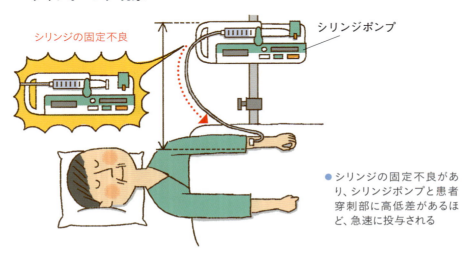

- シリンジの固定不良があり、シリンジポンプと患者穿刺部に高低差があるほど、急速に投与される

除細動器　〔病棟〕〔手術室〕

　除細動器は、不整脈に対して電気的な刺激を与え、心臓を正常なリズムに戻す機器です。適応は装置へ心電図を取り込み、心電図のR波に同期しない非同期式と、R波に同期するR波同期に分かれます。

　体外循環離脱時の心室細動（VF）解除で使用したり、植込み型除細動器（ICD）を使用している患者の周術期などに、いつでも使用できるようスタンバイしておきます。

　使用時は、右前胸部と左側胸部にパドルを押し当て、電気的ショックを与えます。

> **ここに注意！**
> 使用時は、患者が貴金属を身につけていないか、スタッフが患者に触れていないかを確認します。貴金属を身につけていると熱傷の原因となるため外すこと、スタッフが患者に触れていると感電してしまうため、患者周囲から離れること、また、助燃性のある酸素を遠ざけることが重要です。

▼ 除細動器（一例）　　　　　▼ パドル固定部位（DCパドルの位置）

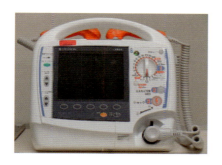
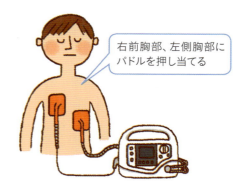

右前胸部、左側胸部にパドルを押し当てる

▼ 除細動器の適応と同期

非同期式	心室細動（VF）、無脈性心室頻拍（VT）	除細動器、AED
R波同期	心房細動（AF）、上室頻拍（SVT）など	除細動器

ここでチェック！

AED（automated external defibrillator、自動体外式除細動器）は駅・空港など多くの公共施設に設置されています。除細動器は医師のみが使用できる機器ですが、AEDは一般の人でも使用できます。

体外循環・補助循環装置

1 人工心肺装置 〔手術室〕

　人工心肺装置とは、心臓の手術において一時的に心臓と肺を代行する装置です。患者から血液を脱血して、人工肺で酸素化し、血液ポンプで患者へ送血します。人工肺では、熱交換機に冷水、温水を流すことで、患者の体温調節も可能です。また、心臓の手術では心臓を停止させる必要もあり、一定期間、心臓を保護する心筋保護液を注入する役割もあります。
　人工心肺装置には、圧力センサー、流量センサー、気泡センサーなど多くの監視装置があり、安全に手術を行うことができます。

▼ 人工心肺装置（一例）

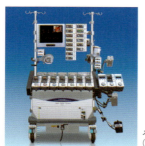

メラ人工心肺装置 HAS Ⅱ
（泉工医科工業株式会社）

近年、人工心肺装置は臨床工学技士が扱うことがほとんどです。
このような機器を使用して、チームとして安全に心臓の手術を行っています

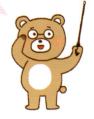

ME機器の使用目的と注意点

2 IABP 病棟 手術室

　IABPとは、補助循環の1つです。体外循環離脱困難や冠動脈バイパス術の補助として使用されます。バルーンを大腿動脈から挿入し、下行大動脈に留置します。留置されたバルーンは、応答性のよいヘリウムガスにより収縮と拡張を繰り返します。心電図や動脈圧波形に同期させて駆動することで、冠動脈の血流増加、心仕事量の軽減など、心機能を補助することができます。

　近年ではバルーン先端に光ファイバーが用いられ、収縮・拡張のタイミングが適正に調整できるようになっています。

（難波秀樹）

> **Word**
> IABP：intra-aortic balloon pumping、大動脈内バルーンパンピング

▼ IABP装置（一例）

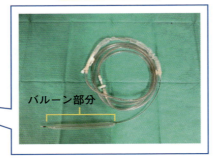

●バルーンを接続して使用する

▼ IABPの適応、禁忌、合併症

適応	急性心筋梗塞、虚血性心疾患
	心原性ショック
	体外循環離脱困難、術後低心拍出量症候群（LOS）
禁忌	大動脈閉鎖不全症
	大動脈解離、胸・腹部大動脈瘤
	下行大動脈の石灰化
合併症	下肢虚血、大動脈解離、溶血、血小板減少など

▼ IABPの2つの効果

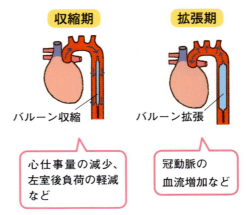

> **Column**
>
> ## 臨床工学技士は周術期管理の強い味方！
>
> **臨床工学技士とは**
>
> 　複雑化、高度化する医療機器を取り扱う専門職として1987年に制定されたのが臨床工学技士です。一般に、Clinical Engineerの略でCEと呼ばれ、医師の指示のもと、生命維持管理装置などの操作・保守点検を実施する医療機器のスペシャリストです。
>
> **臨床工学技士の業務**
>
> 　人工透析室、集中治療室、手術室など、病院のなかで医師や看護師、その他医療スタッフとチームを組んで仕事を行っています。
>
> 　生命維持管理装置など、多くの医療機器の操作・保守点検を行い、安全かつ円滑な治療が行われるようサポートしています。このほか、病院内にある多くの医療機器の使用状況を管理し、医療費の抑制にも貢献しています。
>
> 　近年、医療の進歩に早く、医療知識だけではなく、医療機器の知識、技術のブラッシュアップも求められます。
>
> ### ▼ 臨床工学技士の役割（一例）
>
> **人工透析室**
>
>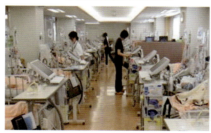
>
> ● 透析回路のプライミングや透析装置の操作・点検
>
> **集中治療室**
>
>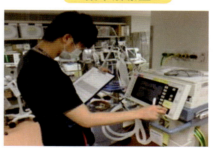
>
> ● 人工呼吸器や補助循環の管理
>
> **手術室**
>
>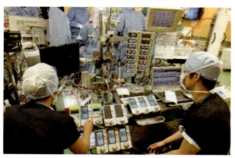
>
> ● 心臓手術やロボット支援手術などのサポート対応
>
>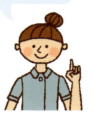
>
> 医療機器を多く使う周術期チームには欠かせない存在です

基礎知識 3　ME機器

文献

1) 日本救急医療財団：AEDの適正配置に関するガイドライン補訂版. 厚生労働省, 東京, 2018.
https://www.mhlw.go.jp/content/10802000/000510061.pdf（2019.9.10.アクセス）

索引

和文

あ

悪性高熱症	87, 138, 172, 179, 185
アシドーシス	125
アスピリン喘息	203
アセトアミノフェン	141, 203
アドヒアランス	9
アナフィラキシーショック	167, 172
アルドレートスコア	93, 100
アレルギー	9, 166

い

胃管	72, 135
意識消失	176
意識レベル	99, 107
意思決定	19
移乗・移送	171
痛み	139
胃腸障害	203
一回換気量	91
一般血液検査	3
医療機器関連圧迫創傷 (MDRPU)	126
医療ソーシャルワーカー	151
医療用麻薬	63
イレウス	120
イレウスチューブ	135
インスリン	122
インフォームドコンセント	19
インプラント	163

う

植込み型除細動器 (ICD)	4, 210
ウォーターシール	136
うっ血性心不全	99
うつ熱	87
運動神経遮断	140
運動誘発電位 (MEP)	181

え

エアマットレス	127
衛生学的手洗い	41
栄養管理	145
栄養サポートチーム (NST)	144
栄養相談	16

お

悪心・嘔吐	119, 121, 140
オピオイド	63, 119, 184
オリエンテーション	8
温風式加温装置	85

か

ガーゼカウント	89, 161
咳嗽	131
改訂水飲みテスト	134
回復室	94
ガウンテクニック	50
化学的インジケータ	51
覚醒遅延	101
角膜保護用テープ	82
カテーテル感染	129
カテーテル関連血流感染 (CRBSI)	138
カテーテル関連尿路感染 (CAUTI)	129
カフ圧計	45, 70
カプノグラム	91
カフの固定	70
カプノメーター	63
カフ用シリンジ	45
肝・胆道系検査	3
眼圧上昇	185
簡易血糖測定器	122
間欠的空気圧迫法 (IPC)	75
看護記録	96, 164, 173
患者オリエンテーション	20
患者確認	156
患者管理鎮痛法 (PCA)	22
患者認証システム	157
関節可動域 (ROM)	5
関節可動域制限	148
感染症	138
感染症検査	3
冠動脈バイパス術	212
カンファレンス	153

き

キーパーソン	7
気管吸引	92
気管挿管	186
気管チューブ	45, 69
気管チューブの固定	72
器材カウント	161
義歯	147
気道確保	63, 191
気道内分泌物の喀出	131
気道閉塞	99, 101
機能的残気量	112
急性呼吸窮迫症候群 (ARDS)	114
急性心筋梗塞	103
急性腎障害 (AKI)	124
急性疼痛対策チーム	192
急性副腎不全	197
吸入麻酔薬	182
急変時の記録	173
休薬	194
休薬指導	21, 201
仰臥位	79
胸郭コンプライアンス	11
胸腔ドレナージ	135
凝固能異常	104
狭心症	18

く

クランプ	136
クリニカルパス	21
車椅子	171
クロルヘキシジングルコン酸塩	86

け

経口エアウェイ	64
経口血糖降下薬	200
経口摂取	145
経時記録	173
経皮的動脈血酸素飽和度 (SpO_2)	2, 102
外科的糖尿病	122
ケタミン塩酸塩	183
血圧計	58
血圧低下	140
血液型検査	3
血液検査	3
血腫	104
血栓溶解療法	115
検体	88, 162
見当識障害	99

こ

更衣	147
高位脊椎麻酔	187
口渇	29
高カリウム血症	99, 125, 185
抗がん薬	198
抗凝固薬	194
抗凝固療法	115
口腔ケア	11, 131
高血圧	18, 103
抗血小板薬	194
高血糖	122, 178
高浸透圧血症	122
拘束性換気障害	2
喉頭鏡	45
喉頭展開	66
高度肥満	16
硬膜外血腫	140
硬膜外鎮痛法	140
硬膜外麻酔	188
誤嚥	145, 147
誤嚥リスク	16

214

ゴーグル ……………………… 170
コーピング行動 ………… 28, 146
呼気終末二酸化炭素濃度
　　（EtCO$_2$） ………… 91, 102
呼吸困難 …………… 107, 115
呼吸数 ………………………… 101
呼吸不全 ………… 99, 103, 108
呼吸抑制 ……………………… 101
呼吸リハビリ ………………… 11
個人防護具 …………………… 144
コミュニケーション方法 ………… 5
混合性換気障害 ………………… 2

さ

サードスペース ………… 86, 109
砕石位 ………………………… 82
在宅医療 ……………………… 153
サイフォニング現象 ………… 210
再分布性低体温 ……………… 84
細胞外液補充液 ……………… 86
サインアウト ………… 159, 160
サインイン … 157, 159, 160, 179
サプリメント ………………… 201
サルコペニア ………… 14, 145
三角巾 ………………………… 34
酸素吸入 ……………………… 115
酸素フラッシュ ……………… 180
酸素ボンベ …………………… 171

し

視覚的アナログスケール（VAS）… 13
ジクロフェナクナトリウム ……… 141
止血・凝固検査 ………………… 3
四肢冷感 ……………………… 107
自動体外式除細動器（AED）… 211
シバリング …………………… 137
社会資源 ……………………… 153
シャワー浴 …………………… 147
周術期管理チーム ……… 17, 152
周術期呼吸器合併症 ………… 18
集中治療室における疼痛の観察
　　手段（CPOT-J）………… 104
手指消毒 ……………… 41, 50
手術安全チェックリスト … 158, 160
手術室 ………………………… 40
手術時手洗い ………… 41, 50
手術創分類 …………………… 53
手術台 ………………………… 71
手術体位 ……………… 78, 98
手術伝票 ……………………… 63
手術部位感染（SSI）…… 30, 128
手術前処置 …………………… 29
手段的日常生活動作（IADL）… 5
出血 …………………………… 103
出血凝固検査 …………………… 2
術後悪心・嘔吐（PONV）…… 119
術後回復強化（ERAS）……… 30

術後感染 ……………………… 128
術後出血 ……………… 104, 107
術後障害 ……………………… 151
術後疼痛 ……………………… 139
術前外来 ……………………… 17
術前検査 ………………………… 2
術前評価 ……………… 24, 190
術前訪問 ……………………… 25
術中除圧 ……………………… 87
術中迅速病理診断 …………… 88
術中のイベント ……………… 99
術野外感染症（RI）………… 128
受動的高体温 ………………… 138
循環虚脱 ……………………… 179
循環血液量減少性ショック …… 107
循環動態 ……………… 103, 107
循環動態モニタリング ……… 131
笑気ガス ……………………… 182
消毒 …………………………… 143
静脈血栓塞栓症（VTE）……… 75
静脈麻酔薬 …………………… 182
褥瘡 …………………………… 126
除細動器 ……………………… 210
ショック ……………………… 115
ショック体位 ………………… 108
ショックの5P ………………… 108
除毛 …………………… 26, 30
シリンジポンプ ……………… 209
心因性疼痛 …………………… 104
侵害受容性疼痛 ……… 104, 142
神経傷害 ……………………… 79
神経障害性疼痛 ……………… 104
心原性ショック ……………… 109
人工呼吸管理 ………………… 186
人工呼吸器 …………………… 115
人工呼吸器関連肺炎（VAP）
　　………………… 113, 129
人工心肺装置 ………………… 211
心室細動 ……………………… 110
心室性期外収縮 ……………… 110
侵襲的陽圧換気（IPPV）……… 113
滲出液 ………………………… 143
浸潤・粘膜麻酔 ……………… 189
腎障害 ………………… 124, 203
心静止 ………………………… 110
振戦 …………………………… 123
腎臓系検査 ……………………… 3
心臓超音波検査（心エコー検査）3
身体損傷リスク ……………… 16
心停止 ………………………… 172
心的外傷後ストレス障害（PTSD）
　　………………………… 179
心電図 ………………… 58, 110
深部静脈血栓症（DVT）…… 3, 74
心不全 ………………… 18, 103
深部損傷褥瘡（DTI）………… 127
蕁麻疹 ………………………… 167

す

膵液 …………………………… 135
水分出納バランス ………… 86, 99
睡眠時無呼吸症候群 ………… 10
数値評価スケール（NRS）…… 13
スガマデクスナトリウム …… 91, 185
スキサメトニウム塩化物水和物 · 185
スクイージング ……………… 131
スクラブ法 …………………… 50
スコープ ……………………… 208
スタイレット ………… 45, 69
スタットコール ……………… 172
スタンダードプリコーション …… 42
ステロイド …………………… 197
ステロイドカバー …………… 197
ストレス ……………… 146, 178
ストレッチャー ……………… 171
スニッフィングポジション ……… 65
スパイロメトリー ……………… 2
スライディングスケール ……… 122

せ

生化学検査 ……………………… 2
生活調整 ……………………… 151
清潔 …………………………… 147
清潔区域 ……………… 40, 52
清掃 …………………………… 42
生体情報モニター …………… 181
生体反応 ……………………… 178
生物学的製剤 ………………… 198
セカンドオピニオン ………… 19
脊髄くも膜下麻酔 …………… 186
絶飲食 ………………………… 29
舌根沈下 …………… 64, 99, 103
セットポイント ……………… 137
セボフルラン ………………… 182
穿刺痛 ………………………… 13
全静脈麻酔法（TIVA）……… 183
全身麻酔 ……………… 176, 186
全身麻酔薬 …………………… 182
喘息発作 ……………………… 167
選択的エストロゲン受容体モ
　　ジュレーター（SERM）…… 196
せん妄 …………… 16, 107, 117

そ

早期離床 ……………………… 148
装具 …………………………… 34
相互作用 ……………………… 201
蒼白 …………………………… 108
創部 …………………………… 98
創部管理 ……………………… 143
創部保護 ……………………… 133
掻痒感 ………………………… 140
側臥位 ………………………… 80
即時型アレルギー反応 ……… 167

215

た

体圧分散マットレス ············ 127
体位ドレナージ ·············· 131
体位変換 ················ 133, 148
退院支援 ·················· 153
退院支援スクリーニング ········· 8
退院調整 ·················· 152
退院前カンファレンス ·········· 152
体液平衡 ·················· 131
体温モニター ··············· 85
体外循環 ·················· 104
体外循環離脱困難 ············· 212
退室時サマリ ··············· 93
代謝・内分泌系検査 ············ 3
代謝性アシドーシス ··· 108, 121, 178
体性感覚誘発電位（SEP） ······· 181
体内遺残 ··············· 55, 161
タイムアウト ············ 159, 160
脱窒素 ··················· 62
タッチング ················ 57
タニケット ················ 96
胆汁 ···················· 135
弾性ストッキング ··········· 31, 76
ダンピング症状 ·············· 149

ち・つ

チアノーゼ ················ 107
チアミラールナトリウム ········· 183
地域包括ケアモデル ············ 7
チェックイン ············ 159, 160
チオペンタールナトリウム ······· 183
中心静脈圧 ················ 125
中枢温 ··················· 84
超音波ネブライザー ··········· 131
腸管蠕動運動 ··············· 145
腸間膜ヘルニア ·············· 120
鎮痛 ···················· 176
鎮痛薬 ················ 184, 203
ツーステージ法 ·············· 50

て

低栄養状態 ················ 16
低血圧 ··················· 103
低血糖 ··················· 123
低酸素血症 ············· 101, 112
低体温 ·············· 33, 99, 137
底背屈自動運動 ··········· 116, 148
剃毛 ·················· 26, 30
デスフルラン ··············· 182
電気メス ·················· 206
電気毛布 ·················· 137
電撃痛 ··················· 13
伝達麻酔 ·················· 189
転倒・転落 ················ 171

と

同意書 ·················· 25, 33

動悸 ···················· 123
疼痛 ················· 13, 104
疼痛アセスメント ············· 104
疼痛行動評価尺度（BPS） ······· 104
疼痛スケール ············· 13, 93
糖尿病 ················ 18, 200
動脈血液ガス分析 ············· 2
動脈血酸素分圧（PaO_2） ······· 102
動脈血酸素飽和度（SaO_2） ·· 2, 133
動脈留置カテーテル ··········· 73
ドレーピング ··············· 157
ドレーン ··············· 98, 135
ドレッシング材 ·············· 143
鈍痛 ···················· 13

な・に

内視鏡手術 ················ 127
内視鏡装置 ················ 208
日常生活自立度 ·············· 14
日常生活動作（ADL） ·········· 14
ニボー像 ·················· 121
入院時支援加算 ··············· 7
入退院支援 ················· 7
ニュートラルゾーン ········· 54, 169
尿検査 ··················· 2
尿道留置カテーテル ········· 73, 125
尿量 ···················· 124
尿路感染 ·················· 129
認知症 ··················· 117
認知能力低下 ··············· 123

ぬ・ね・の

眠気 ···················· 204
脳室ドレナージ ·············· 135
能動的高体温 ··············· 138
膿瘍 ···················· 138

は

肺炎 ·············· 113, 114, 133
肺機能検査 ················· 3
肺血栓塞栓症（PTE） ··· 3, 75, 115
肺水腫 ··················· 112
肺塞栓症（PE） ············· 115
バイタルサイン ·············· 99
バイトブロック ············ 45, 90
バイポーラ ················ 206
廃用症候群 ················ 148
肺理学療法 ············· 112, 133
拍動痛 ··················· 13
曝露 ···················· 169
発汗 ···················· 123
バッキング ················ 90
バッグマスク法 ·············· 63
発熱 ···················· 138
針カウンター ············· 54, 169
針カウント ················ 89
針刺し切創 ············· 54, 169
パルスオキシメーター ······· 58, 102

反回神経麻痺 ··············· 113
反跳痛 ··················· 121

ひ

皮下気腫 ·················· 208
非侵襲的陽圧換気（NPPV） ····· 112
非ステロイド抗炎症薬（NSAIDs）
 ············· 141, 184, 203
皮膚消毒 ·················· 86
皮膚の上皮化 ··············· 143
皮膚用接着剤 ··············· 143
標準予防策 ················ 42
表情尺度スケール（FRS） ······· 13
氷枕 ················· 133, 138
標本 ···················· 162
病理組織診断 ··············· 88
頻呼吸 ··················· 115
頻脈 ···················· 115

ふ

ファーラー位 ··············· 133
不安 ···················· 146
フィジカルアセスメント ········· 10
フェイスシールド ············· 170
フェンタニルクエン酸塩 ····· 141, 184
不穏 ···················· 171
腹臥位 ··················· 81
副腎クリーゼ ··············· 197
腹帯 ···················· 34
腹痛 ···················· 120
腹部膨満感 ················ 120
腹膜刺激症状 ··············· 121
服薬指導 ·················· 200
不潔区域 ·················· 52
不整脈 ················ 18, 103
ブプレノルフィン塩酸塩 ········· 141
フルルビプロフェンアキセチル ··· 141
フレイル ·················· 14
プレウォーミング ············· 33
ブレード ·················· 66
プレバイオティクス ··········· 145
フロセミド ················ 125
プロテクター ············· 11, 24
プロポフォール ········ 63, 183, 209

へ

閉塞性換気障害 ·············· 2
ペースメーカー ··············· 4
ベクロニウム臭化物 ··········· 185
ベッド上安静 ··············· 148
ヘッドバンド ··············· 45
ペンタゾシン ··············· 141
便秘 ···················· 204
片麻痺 ··················· 123

ほ

包帯交換 ·················· 109
乏尿 ···················· 124

補液 ……………………………… 108
ボーラス投与 ………………… 140
ポジショニング ………………… 76
補助循環 ……………………… 212
ボディイメージ ……………… 146
ポビドンヨード ………………… 86
ホルモン ………………………… 88

ま

マーキング …………… 33, 157
マウスピース ……… 11, 24, 126
枕の使用 ……………………… 103
麻酔 …………………………… 176
麻酔カート …………………… 44
麻酔覚醒スコア ……………… 93
麻酔器 ………………… 46, 180
麻酔記録 ……………………… 181
麻酔導入薬 …………………… 63
マスク換気 …………………… 63
末梢温 ………………………… 84
末梢静脈ルートの確保 ……… 59
末梢神経ブロック ……… 141, 189
慢性閉塞性肺疾患（COPD）…… 18

み・む

ミダゾラム …………………… 183
脈拍触知不能 ………………… 108
ムーアの分類 ………………… 130
無気肺 ………………… 112, 132
無尿 …………………………… 124
無脈性心室頻拍 ……………… 110

め・も

メチシリン耐性黄色ブドウ球菌
　（MRSA）………………… 129
滅菌ガウン …………………… 50
滅菌手袋 ……………………… 50
モニターの装着 ……………… 58
モノポーラ …………………… 206
モルヒネ塩酸塩水和物 … 141, 184
問診 …………………………… 7

や・ゆ・よ

薬剤師 ………………………… 200
輸液管理 ……………………… 131
輸血 …………………… 99, 164
輸血伝票 ……………………… 34
抑制帯 ………………………… 171
予測出血量 …………………… 165
予防的抗菌薬 ………… 34, 74

ら・り

ラテックスアレルギー … 9, 166, 192
ラテックスフルーツ症候群 ……… 9
ラパロ体位 …………………… 83
ラビング法 …………… 41, 50
離握手 ………………………… 92
リークテスト ………………… 180

理学療法 ……………………… 131
リカバリールーム ……………… 94
リキャップ …………………… 55
離床 …………………………… 148
離床センサー ………………… 118
利尿薬 ………………………… 125
リンゲル液 …………………… 86
臨床工学技士 ………………… 213

る・れ

ルート類の事故抜去 ………… 99
冷罨法 ………………………… 144
冷汗 …………………………… 108
レピテーター ………………… 82
レボブピバカイン塩酸塩 …… 141
レミフェンタニル塩酸塩 …… 184

ろ・わ

ロキソプロフェンナトリウム水和物
　……………………………… 141
ロクロニウム臭化物 ………… 185
ロックアウト時間 …………… 140
ロピバカイン塩酸塩水和物 …… 141
ロボット支援手術 ……………… 16

数字・欧文

12 誘導心電図 ………………… 4
24 時間蓄尿 ………………… 125

A・B

ADL ……………………………… 14
AED …………………………… 211
AKI …………………………… 124
ARDS ………………………… 114
ASA 術前状態分類 …………… 190
BIS モニタ …………… 61, 183
BPS …………………………… 104
BURP …………………………… 67

C

CAM-ICU …………………… 117
CAUTI ……………………… 129
COPD …………………………… 18
Cormack & Lehane 分類 ……… 68
CPOT-J ……………………… 105
CRBSI ………………………… 138
CRP 値の上昇 ………………… 128

D

DAM カート …………… 44, 179
DTI …………………………… 127
DVT …………………… 3, 74, 115
D ダイマー ……………………… 3

E・F・G

ERAS …………………………… 30

EtCO$_2$ …………………………… 91
FRS …………………… 13, 104

H・I・J

HbA1c …………………………… 4
IABP ………………………… 212
IADL …………………………… 5
ICD …………………… 4, 210
ICDSC ………………………… 117
IPC …………………………… 75
IPPV ………………………… 113
IV-PCA ……………………… 139

K・L・M

Mallampati 分類 ……………… 68
MDRPU ……………………… 125
MEP …………………………… 181
ME 機器 ……………………… 206
MRC 息切れスケール ………… 10
MRSA ………………………… 129

N・O

NPPV ………………………… 112
NRS …………………… 13, 104
NSAIDs ………… 141, 184, 203
NST …………………………… 144
NYHA 分類 ……………………… 11

P・Q・R

PaO$_2$ ………………………… 102
PCA …………… 22, 140, 192
PCEA ………………………… 139
PE …………………………… 115
PONV ………………………… 119
PTE …………………… 3, 75, 115
PTSD ………………………… 179
RI …………………………… 128
ROM …………………………… 5

S

SaO$_2$ ………………… 2, 133
SBAR …………………………… 18
SEP …………………………… 181
SERM ………………………… 196
SpO$_2$ ………………… 2, 102
SSI …………………… 30, 128

T・U

TCI ポンプ …………… 183, 209
TIVA ………………………… 183
TOF カウント ………… 65, 189
TOF 比 ……………………… 189
T 字帯 ………………………… 34

V・W・X・Y・Z

VAP …………………… 113, 129
VAS …………………… 13, 104
VTE …………………………… 75

217

周術期看護 はじめの一歩

2019年10月15日　第1版第1刷発行	編　著　山本　千恵
	発行者　有賀　洋文
	発行所　株式会社　照林社
	〒112-0002
	東京都文京区小石川2丁目3-23
	電話　03-3815-4921（編集）
	03-5689-7377（営業）
	http://www.shorinsha.co.jp/
	印刷所　共同印刷株式会社

●本書に掲載された著作物（記事・写真・イラスト等）の翻訳・複写・転載・データベースへの取り込み、および送信に関する許諾権は、照林社が保有します。

●本書の無断複写は、著作権法上の例外を除き禁じられています。本書を複写される場合は、事前に許諾を受けてください。また、本書をスキャンしてPDF化するなどの電子化は、私的使用に限り著作権法上認められていますが、代行業者等の第三者による電子データ化および書籍化は、いかなる場合も認められていません。

●万一、落丁・乱丁などの不良品がございましたら、「制作部」あてにお送りください。送料小社負担にて良品とお取り替えいたします（制作部☎0120-87-1174）。

検印省略（定価はカバーに表示してあります）
ISBN978-4-7965-2471-1
©Chie Yamamoto/2019/Printed in Japan